DE QUELQUES CAS

DE

DANSE DE SAINT-GUY

ET DE LEUR TRAITEMENT

PAR

C. PIGELET
Docteur en médecine de la Faculté de Paris
Ancien externe des hôpitaux
Médaille de bronze de l'Assistance publique.

PARIS
IMPRIMERIE DE LA FACULTÉ DE MEDECINE
A. DAVY, SUCCESSEUR DE A. PARENT
52, RUE MADAME ET RUE CORNEILLE, 3

1886

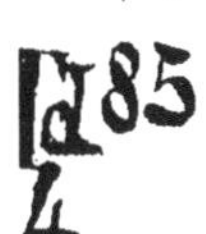

DE QUELQUES CAS

DE

DANSE DE SAINT-GUY

ET DE LEUR TRAITEMENT

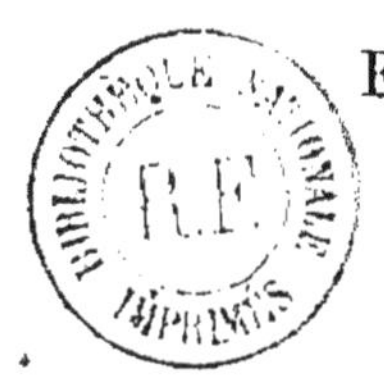

PAR

C. PIGELET

Docteur en médecine de la Faculté de Paris
Ancien externe des hôpitaux
Médaille de bronze de l'Assistance publique.

PARIS
IMPRIMERIE DE LA FACULTÉ DE MÉDECINE
A. DAVY, SUCCESSEUR DE A. PARENT
52, RUE MADAME ET RUE CORNEILLE, 3

1886

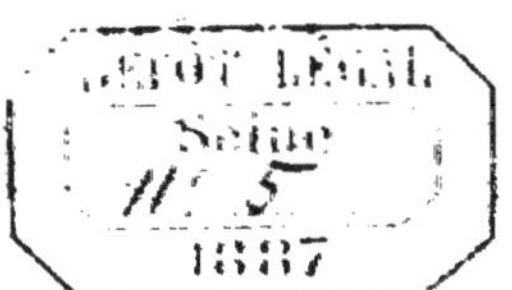

A MON PÈRE ET A MA MÈRE

A MON FRÈRE ET A MES SŒURS

A MON PRÉSIDENT DE THÈSE

M. LE PROFESSEUR PROUST

Membre de l'Académie de médecine,
Officier de la Légion d'Honneur

A MES MAÎTRES DANS LES HOPITAUX

M. LE DOCTEUR RIGAL

M. LE PROFESSEUR VERNEUIL

M. LE DOCTEUR LABRIC

DE QUELQUES CAS

DE

DANSE DE SAINT-GUY

ET DE

LEUR TRAITEMENT

INTRODUCTION

La danse de Saint-Guy est une des maladies communes de l'enfance. Pendant l'année que nous avons passée à l'Hôpital des Enfants, nous avons eu de fréquentes occasions de l'étudier, dans le service du Dr Labric. Sur son conseil, nous avons rassemblé les cas que nous avons observés pour en faire le sujet de notre thèse. Que cet excellent maître nous permette de lui exprimer ici toute notre reconnaissance pour la bienveillance qu'il nous a toujours témoignée, et les saines notions de clinique infantile qu'il nous a inculquées, tirées de sa longue pratique des maladies des enfants.

Nous sommes heureux de rendre le même hommage à nos autres maîtres le docteur Rigal, le professeur Verneuil et le professeur Proust.

Nous n'avons pas la prétention d'enrichir de données nouvelles la pathologie de la chorée. Nous nous bornerons à une revue clinique des cas que nous avons eu l'occasion d'observer, pour les comparer entre eux, les juger d'après les différentes théories des auteurs, constater les résultats des traitements institués. De la critique de ces faits positifs nous tâcherons de dégager un enseignement utile pour notre pratique personnelle.

Nous nous proposons donc d'exposer :

1° Ce qu'on doit entendre par danse de Saint-Guy;

2° Quelles sont les opinions des auteurs sur la nature de cette maladie ;

3° Quels sont les faits que nous avons observés et quelle est la théorie nosologique qui leur convient ;

4° Par quelle méthode nous les avons vu traiter et quelle est, suivant les cas, la méthode que l'on doit adopter.

CHAPITRE PREMIER

Définition.

La danse de Saint-Guy, ou chorée (χορεια, danse), a reçu son nom de son symptôme le plus frappant, l'agitation continuelle des malades.

Il importe de ne pas la confondre avec la grande névrose qui porta ce nom au moyen âge et qui sévit principalement en Allemagne. C'était une sorte de folie mystique. De nombreux fanatiques en étaient atteints qui considéraient leur mal comme un châtiment du ciel et allaient implorer leur guérison à la chapelle de Dresselhausen (Souabe), consacrée à saint Guy (*Vitu* en tchèque).

Ces malheureux, en proie à une folie hallucinatoire, faisaient leur pèlerinage en se livrant à une danse désordonnée, et invoquaient ce saint en se frappant. Ils avaient de la perversion des sens, de la tendance au suicide, des convulsions épileptiformes, et accusaient de vives coliques dans l'abdomen.

A plusieurs reprises et notamment en 1734, il y eut une véritable épidémie de dansomanie. Hecker (1) la décrit sous le nom de danse de Saint-Jean, parce

(1) Hecker. *Chorée épidémique au moyen-âge. Annales d'hyg. pub. et de méd. lég.*, 1834.

qu'elle avait pris naissance autour des brasiers de la Saint-Jean. De nombreuses bandes parcouraient la Souabe. Hommes et femmes, dit Hecker, quittaient leurs habits, se couronnaient de fleurs, et, se tenant par la main, dansaient jusqu'à épuisement. Du reste, la fourberie humaine n'avait pas tardé à y trouver son compte. A côté de vrais malades irresponsables, de nombreux imposteurs simulaient le délire de Saint-Guy, pour se livrer impunément à des excès de toutes sortes, et exploiter la crédulité et la faiblesse publiques en excitant la pitié ou en inspirant la terreur. Ce qui obligea le gouvernement à prendre des mesures sévères pour faire cesser les scandales. Ce fut le meilleur traitement.

La danse de Saint-Guy, telle qu'on l'entend aujourd'hui, n'a aucun rapport, même éloigné, avec cette ancienne névrose. C'est Sydenham qui lui assigna son sens moderne en décrivant le premier, sous le nom de *chorea Sancti Viti* « cette espèce de convulsion que l'on rencontre le plus souvent chez les enfants des deux sexes, depuis la dixième année jnsqu'à l'âge de la puberté ».

Après avoir ainsi évité toute confusion, le nom de danse de Saint-Guy nous semble le plus préférable pour désigner la maladie qui nous occupe. Et en cela nous ne faisons que suivre Trousseau. En effet, suivant la remarque de notre grand clinicien, il en est de ce mot comme de tous ceux acceptés par l'usage, qui ne signifient rien en eux-mêmes. Sans rien préjuger, pouvant s'adapter à toutes les théories, il s'applique, en somme, bien à son objet, et à lui seul, « *toto et soli definito* », suivant les règles de la logique.

L'expression « chorée », au contraire, n'est-elle pas bien générale? Et de fait, on l'applique à des espèces morbides de genre bien différent, tels que l'hémichorée symptomatique, les chorées hystériques, électriques, et autres affections choréiformes.

Nous éliminerons, de même, la chorée des vieillards et la chorée des adultes, quoique se rapprochant beaucoup plus de notre sujet.

Nous ne voulons envisager ici que la chorée des enfants et des adolescents, la *chorea Sancti Viti* de Sydenham, ou vulgaire *danse de Saint-Guy*.

Actuellement il serait difficile de donner de cette maladie une définition qui satisfasse tous les esprits. Celle de M. J. Simon (1) nous paraît une des meilleures au moins au point de vue symtomatique.

Avec lui nous dirons que la danse de Saint-Guy « est une névrose spéciale affectant surtout le jeune âge, caractérisée par des mouvements irréguliers, désordonnés, presque toujours continus et exacerbants, partiels ou généraux, et involontaires, sans que, toutefois, l'action de la volonté soit tout entière abolie dans les masses musculaires affectées

(1) *Dictionnaire de médecine et de chirurgie pratiques*, Chorée.

CHAPITRE II

Opinions des auteurs sur la nature de la danse de Saint-Guy.

I

Nombreuses sont les causes auxquelles on a attribué une part dans le développement de la danse de Saint-Guy.

C'est ainsi qu'on a voulu faire jouer un rôle à l'*hérédité*, — à l'*âge*, le maximum de fréquence étant de 6 à 11 ans, — au *sexe*, les statistiques donnant deux filles pour un garçon, atteints de chorée, — aux *dyscrasies*, chlorose, anémie, — aux *maladies aiguës*, rougeole, scarlatine, érysipèle, — aux *diathèses*, scrofule, rhumatisme, — aux excitations génésiques, — aux *impressions morales* vives, — même au *climat*, la chorée étant fréquente dans les pays froids et inconnue dans les pays tropicaux. L'importance de ces différentes causes a été fort différemment appréciée, quelquefois même absolument niée.

Il n'est donc pas étonnant qu'avec une étiologie si variée et si discutée, les auteurs aient émis des opinions fort diverses sur la nature de la maladie. Néanmoins, malgré ces divergences, on peut établir deux grandes catégories :

1° D'un côté, les auteurs qui font de la chorée une maladie *primitive*, essentielle, toujours semblable à elle-même.

2° Ceux qui, tout en admettant cette forme, en reconnaissent une autre *secondaire*, se développant par le fait d'une autre maladie.

II

A. *Chorée primitive.*

Tout au début de l'histoire de la chorée, Pinel n'hésita pas à la classer dans la catégorie des névroses, et c'est à ce titre qu'elle prit rang dans les traités de pathologie qui suivirent. (Monneret, Grisolle, Niemeyer, etc.)

C'est qu'en effet, dans aucune autopsie, on ne pouvait trouver la lésion anatomique qui peut permettre de localiser la maladie. Grisolle fit trois autopsies sans succès. Dix autres, faites par Dugès, Rostan, Blache, furent également négatives. Enfin, Delafond, ayant ouvert à Alfort un grand nombre de chiens atteints de chorée et n'ayant non plus trouvé aucune lésion pathogénique, on se croyait autorisé par l'anatomie comparée, à rapprocher ces faits de ceux obtenus dans les autopsies de corps humains, et à en tirer une conclusion toute favorable à la doctrine de la névrose pure.

A ces preuves anatomiques, M. Joffroy (1) est venu

(1) Joffroy. *Leçons à l'hôpital des enfants. Prog. Méd.*, 1885.

tout récemment joindre des raisons, tirées de la clinique, qui lui paraissent également victorieuses.

Parce que le fond de la symptomatologie de la danse de Saint-Guy repose sur des phénomènes fonctionnels, essentiellement nerveux :

— troubles de la motilité, de la sensibilité et de l'intelligence ;

— troubles du réflexe rotulien (diminution, abolition ou exagération) ;

— coïncidence de déterminations articulaires qui pour lui sont des arthropathies nerveuses, tout comme les lésions viscérales seraient de nature trophique ;

— apparition à la suite d'une émotion morale ;

— prédilection particulière pour le sexe féminin à l'âge de la puberté ;

Pour toutes ces raisons, M. Joffroy conclut que la chorée est un trouble fonctionnel primitivement nerveux, une *névrose cérébro-spinale*, une névrose de croissance.

B. *Chorée secondaire.*

Tout en reconnaissant à la danse de Saint-Guy sa nature nerveuse, certains auteurs ont trouvé exagéré d'affirmer qu'elle est, dans tous les cas, une maladie essentielle. Constatant les rapports fréquents qui existent entre la chorée et certaines circonstances pathologiques, il n'ont pas hésité à y voir plus qu'une simple coïncidence, et à y trouver une relation de cause à effet. Aussi, à côté de la chorée purement nerveuse, admettent-ils une chorée *secondaire* dépendant d'un état morbide préexistant, soit une *dyscrasie*, chlorose, anémie, soit une *maladie aiguë*, scarlatine, rougeole, érysipèle, soit une *diathèse*, le rhumatisme. Cette conception n'est pas nouvelle. Il y a déjà longtemps que Stoll, Bouteille (1), Sauvages avaient écrit dans ce sens. Les contemporains ont repris cette idée et se la sont appropriée en la développant à leur façon.

Les uns ne reconnaissent à la protopathie que la valeur d'une circonstance déterminante chez un individu prédisposé. Ainsi M. Bouchut (2) admet que la chorée est due à des causes fort différentes, et reconnait une chorée anémique, une chorée vermineuse, une chorée rhumatismale, une chorée de deuxième dentition, mais il ramène toutes ces causes à un mécanisme unique, l'hyperhémie médullaire, qui fait que la chorée est toujours une névrose congestive spinale. D'autres au contraire, considèrent la protopathie comme la maladie principale, essentielle, et la chorée n'est plus qu'un syndrome, concourant à l'expression symptomatique d'un état général, d'une diathèse. Le chef incontesté de cette école est le professeur G. Sée qui, le premier, subordonna nettement la danse de Saint-Guy au rhumatisme et créa la *chorée rhumatismale*.

(1) Bouteille. *Traité de la chorée ou Danse de Saint-Guy*, 1810.
(2) Bouchut. *Maladies des enfants*, 1878.

a. *Chorée rhumatismale.* — Les rapports du rhumatisme et de la chorée avaient frappé dès longtemps l'attention des auteurs.

Stoll signalait « un rhumatisme fort long qui finit par dégénérer en danse de Saint-Guy ».

Bouteille, Sauvages, rapportent des faits semblables. Bright, en 1839, publiait un important mémoire sur la « *Relation de la chorée avec les affections aiguës du cœur et du péricarde.* »

Mais ce n'est qu'en 1849, que la doctrine prend un corps et acquiert le droit de cité en pathologie, après le mémoire de G. Sée (1) à l'Académie. En effet, après une savante et rigoureuse critique de nombreux cas de chorée, M. G. Sée établissait les résultats suivants: Sur 128 chorées, 61 coïncident avec des inflammations ou des douleurs articulaires. Sur 11.500 malades admis en quatre ans à l'Hôpital des Enfants, il n'y a que 48 rhumatismes simples contre 61 liés à la chorée. De sorte qu'on peut dire que sur 2 enfants rhumatisants, il en est au moins 1 qui est en même temps choréique. De même en voyant la proportion, on peut dire que sur 2 chorées, il en est 1 qui dépend du rhumatisme.

L'éloquence brutale de ces chiffres entraîna immédiatement des convictions et Botrel (2) assurait aussitôt la nature rhumatismale de la chorée.

(1) G. Sée. *Rapports du rhumat. et des malad. du cœur avec les affections nerveuses et convulsives*, 1850.

(2) Botrel. *De la chorée considérée comme affection rhumatis-*

La théorie cependant ne laissa pas de rencontrer des dissidents nombreux et autorisés. Ainsi Barrier, Monneret, Grisolle ne trouvent pas les faits de coïncidence suffisamment démonstratifs, et tout en admettant l'exactitude des assertions de G. Sée, ils entendent lui en laisser toute la responsabilité.

En Allemagne, les esprits lui sont plus hostiles encore. En Angleterre, au contraire, où elle avait eu déjà son précurseur, Bright; la nouvelle conception fut bien acceptée et fit rapidement son chemin.

En France, la chorée rhumatismale soulève encore des doutes et des négations. Aux chiffres du professeur Sée on a opposé une statistique de nombreux faits négatifs (Bordier, Rendu, Empis). Le professeur Jaccoud (1) ne voit qu'une « relation de causalité probable et non certaine » et en tous cas n'est disposé à accorder au rhumatisme qu'une influence secondaire, et médiate, par ses déterminations cardiaques. Enfin elle à ses adversaires déclarés tels que M. Joffroy. Mais c'est aussi chez nous que nous trouvons ses plus chauds partisans.

Trousseau (2) a été l'un des premiers à l'accepter. « Cette loi, dit-il, en retranchant ce qu'elle aurait « de trop exclusif, n'en est pas moins acquise à la « science....J'ai pu prédire en bien des circonstances « que la danse de Saint-Guy affecterait des enfants « atteints de rhumatisme, et de plus, j'ai pu prédire

(1) Jaccoud. *Cliniques de Lariboisière*, 1872.
(2) Trousseau. *Clin. méd. de l'Hôtel-Dieu*, II.

« que des enfants affectés de la danse de Saint-Guy « auraient, tôt ou tard, des rhumatismes. »

Tous nos médecins d'enfants ne sont pas moins affirmatifs.

H. Roger (1), dans un important mémoire, déclarait catégoriquement : « La clinique m'a appris « qu'il faut non seulement admettre dans la chorée « une forme rhumatismale, mais encore que cette « forme prime toutes les autres par son évidence et « par sa fréquence, comme par son importance pra- « tique. »

A tel point que, dans la presque universalité, il la déclare une manifestation du rhumatisme, au même titre que les douleurs articulaires et les inflammations de l'endocarde ou du péricarde. En sorte que, reliant par une loi commune, ces déterminations rhumatismales, il distingue suivant la façon dont elles s'associent, une chorée *cardiaque*, une chorée *rhumatismale* et une chorée *rhumato-cardiaque*.

M. J. Simon (2) également a « emporté de l'Hô- « pital des Enfants malades, cette conviction que la « chorée est la plus ordinairement accompagnée « d'affections cardiaques et semble le résultat de la « diathèse rhumatismale. »

(1) Roger. *Recherches cliniques sur la chorée, sur le rhumatisme et sur les maladies du cœur chez les enfants. Arch. gén. de méd.*, 1868.

(2) J. Simon. *Dictionnaire de méd. et de chirur. pratiques*, Chorée.

M. Cadet de Gassicourt (1), dans un ouvrage récent, déclare que « les deux manifestations nerveuse et articulaire, sont tellement de même ordre et de même nature, qu'elles peuvent se substituer l'une à l'autre sans que l'enchaînement morbide se trouve changé. »

Enfin, maintes fois, nous avons entendu, au lit de ses petits malades, notre honoré maître le Dr Labric, soutenir la même opinion avec la grande autorité qu'il a acquise dans les maladies des enfants.

Mais au point de vue de la pathogénie, par quelle loi relier la chorée au rhumatisme?

Sur ce point, les avis sont partagés; et de nombreuses opinions ont été émises qui peuvent se réduire à deux grandes théories :

D'après une hypothèse, le rhumatisme n'agirait que médiatement par ses déterminations cardiaques. Dans le cours d'une endocardite, des débris de végétations valvulaires entrainés par la circulation vont produire des embolies multiples dans les ganglions cérébraux. La chorée n'est plus qu'un symptôme du ramollissement produit à ce niveau. Money (2) a repris cette théorie au point de vue expérimental, et a déterminé des mouvements choréiques, chez des chiens et des cobayes, en produisant des embolies capil-

(1) Cadet de Gassicourt, *Traité clinique des maladies de l'enfance*, t. II, 1882.

(2) A. Money. *The expérimental production of chorea, etc.* (*Roy. méd. and. Chirur. Soc.* 26 mai 1885).

laires de la moelle épinière. Mais en agissant sur le cerveau au lieu de produire des mouvements, il n'a produit que des paralysies. Cette théorie sur l'embolisme capillaire est très en faveur en Angleterre où elle a été édifiée par Senhouse-Kirkes Broadbent, Jakson, Tukwell, etc. Elle a été admise en Allemagne par Frerichs. En France, elle n'a pas eu de succès. M. Jaccoud (1) veut bien l'admettre, mais avec des restrictions considérables. « Le rhumatisme, dit-il, en tant que diathèse, n'a aucune part dans la genèse des accidents nerveux. Quand la lésion cardiaque existe, elle agit pour son propre compte. Elle peut agir par le mécanisme de l'embolie capillaire, mais on ne saurait ériger cette possibilité en fait constant. »

D'ailleurs, ne savons-nous pas que les lésions emboliques des corps opto-striés ne guérissent pas complètement. Comment expliquer alors la guérison complète de la danse de Saint-Guy.

Suivant l'autre théorie, le rhumatisme agit directement. Mais, là encore, on n'est pas d'accord. Agit-il comme diathèse en amenant un *état dyscrasique* au même titre que la chlorose, l'anémie ?

Agit-il en tant que maladie articulaire, en produisant l'hypoglobulie (Bouchut) comme toute autre maladie aiguë?

Ou bien agit-il par sa localisation sur les centres nerveux. La chorée ne serait alors qu'une forme de

(1) Jaccoud. *Loc. cit.*

rhumatisme cérébral. Cette opinion que M. Hannequin a soutenue dans sa thèse inaugurale, compte de brillants défenseurs, G. Sée, Roger, Cadet de Gassicourt.

La vérité est peut-être dans un sage éclectisme, suivant l'opinion de M. Brouardel (1), qui peut rallier les partisans de la chorée rhumatismale et en même temps se concilier avec la névrose de croissance de M. Joffroy : « La chorée et le rhumatisme, dit-il, ont dans leur pathogénie des liens étroits; tous deux surviennent quand des désordres graves dans les sécrétions, ou une activité nutritive exagérée pendant la croissance, ou la convalescence d'une maladie modifient profondément la nutrition générale. »

b. *Chorée infectieuse.* — Les récentes découvertes qui ont montré le rôle pathogène des microbes dans les maladies, ont fait surgir une nouvelle théorie, celle de la *chorée infectieuse.* Depuis longtemps déjà on avait signalé le développement de la chorée à la suite de maladies reconnues aujourd'hui infectieuses (érysipèle, scarlatine, rougeole, etc.). Leur influence s'expliquait simplement par l'anémie produite. Aujourd'hui certains veulent y voir l'action du microorganisme lui-même. Aussi Saquet (2), dans sa thèse, considère les manifestations articulaires qui

(1) Brouardel. *De la chorée. In. Gaz. des hôpitaux*, 1874.

(2) Saquet. *Chorée consécut. aux maladies infect.* Th. Paris, 1885.

accompagnent la chorée comme du rhumatisme pseudo-infectieux. La chorée, dans ce cas, que d'autres appelleraient rhumatismale, devient pour lui infectieuse. Un médecin anglais, Straton (1), est allé plus loin encore dans une récente communication au dernier meeting de l'Association médicale anglaise.

Pour lui, la chorée est ordinairement précédée d'accidents préchoréiques dont la filiation paraît être la suivante : « une douleur du nez ou de la gorge, souvent avec écorchure des narines ou des fosses nasales, la plaie produisant un micro-organisme qui se colore par l'aniline ; — une endocardite avec formation de végétations valvulaires qui subissent une nécrose et nourrissent des colonies de microcoques — l'introduction ; dans la circulation de ces produits, qui vont former des infarctus, par embolie capillaire, dans les centres nerveux et les articulations ; — comme symptômes cliniques, souffles cardiaques, intelligence obtuse, parésie et vagues douleurs. Ces cas peuvent se borner là et guérir, ou aboutir à la chorée confirmée, spécialement si l'enfant est exposé au froid ou à une émotion morale. »

c. *Théorie ophtalmique*. — Enfin nous citerons pour mémoire seulement la théorie mort-née d'un Améri-

(1) Straton. *On the prehoreic stage of chorea* (*Brit. Med. J.* 1885, II.

cain, le Dr Stevens. D'après lui, la chorée est un trouble fonctionnel du système nerveux qui peut donner lieu à des lésions organiques et qui résulte de l'irritation provenant d'une perturbation de la réfraction oculaire. Des verres convexes, en corrigeant l'hypermétropie, produiraient une modification salutaire des phénomènes nerveux. (Académie de New-York, 1877.)

III

Devons-nous, entre ces différentes théories, en admettre une exclusivement et condamner les autres? Il nous semble plus rationnel de ne pas suivre les auteurs dans leurs conclusions absolues et de reconnaître à chacun sa part de vérité.

Dans l'état actuel de la science, la théorie de la chorée infectieuse est au moins prématurée. Quant à trancher la question de la nature essentielle ou de la nature rhumatismale de la chorée, il nous semble plus prudent d'être éclectique. Nous en tenant aux faits positifs que nous avons observés, nous croyons que, s'il existe des cas où il est impossible d'établir l'influence du rhumatisme, — et ceux-là nous les abandonnons à l'actif de la névrose essentielle, — il en est d'autres où cette influence est incontestable — et ceux-là nous devons les maintenir dans le domaine de la chorée rhumatismale.

CHAPITRE III.

OBSERVATIONS CLINIQUES.

Nous ne nous arrêterons pas à décrire d'une façon spéciale les symptômes de la danse de Saint-Guy.

Le tableau classique et si connu qu'on en pourrait tracer, ressortira suffisamment de nos observations.

Notre première observation, que nous rapportons avec quelques détails, est un type de chorée de moyenne intensité et sans complication :

Observation I

Le nommé Louis Freret, âge de 10 ans, entré à l'Hôpital des Enfants, le 19 août 1886, salle Saint-Jean (service du Dr Labric).

Antécédents héréditaires. — Père. Rhumatisant et nerveux.

En 1871, il a eu une attaque de rhumatisme articulaire aigu pour laquelle il entre à l'hôpital de la Charité. Il avait toutes les jointures gonflées et fort douloureuses avec d'abondantes sueurs. Il se souvient que les médecins lui trouvaient un bruit de souffle au cœur, et, comme il est resté quatre mois à l'hôpital, il n'est pas douteux que son rhumatisme ait été compliqué d'endocardite. Du reste en 1881, il entrait à la Pitié pour une maladie du cœur et des accidents d'asystolie. Aujourd'hui, (octobre 86), il a une lésion mitrale nettement accusée par un fort bruit de souffle systolique à la pointe. Le cœur est volumineux. Au point de vue fonctionnel, la lésion est bien compensée.

Il est en outre affecté d'hémorrhoïdes pour lesquelles M. Verneuil lui a fait subir, il y a deux ans, la dilatation forcée Il se dit très nerveux, très irritable, très impressionnable. Ce ui est peut-être surtout le fait des habitudes alcooliques qu'il a contractées depuis longtemps. Il a un léger tremblement des mains, — des pituites, — des cauchemars professionnels.

Mère. — Non rhumatisante ni névropathe. Bonne santé habituelle.

Une *sœur* et un *frère* se portent très bien.

État de l'enfant. — C'est un enfant bien constitué, un peu petit pour son âge peut-être, mais suffisamment vigoureux. Il n'a jamais fait de maladies graves. Il paraît très intelligent.

Il y a quatre mois, l'enfant commençait à pâlir, il éprouvait un vague malaise qu'il ne pouvait expliquer. C'était une fatigue générale dans tous les membres. En même temps moins d'application et plus de fatigue pour apprendre ses leçons. Le caractère change un peu. A sa gaieté ordinaire succédaient tout d'un coup des bouderies peu justifiées. Il est vrai que sa mère avait de fréquentes occasions pour le gronder, car il était devenu très maladroit, cassait tout, faisait de fréquentes grimaces, agitait ridiculement ses jambes en marchant.

Tous ces phénomènes s'accentuent, et bientôt la main est agitée de mouvements involontaires; les doigts s'ouvrent et se ferment, incapables de retenir un petit objet; la démarche devient irrégulière, bizarre.

L'enfant est conduit à la consultation de la Pitié. On lui donne de l'arsenic, puis du chloral. Mais le traitement se fait chez les parents probablement sans méthode, et ne donne aucun résultat. Le désordre des mouvements ne faisant qu'augmenter, le petit malade se présente à l'Hôpital des Enfants, à notre consultation, avec une chorée assez intense.

19 août. Le malade a un visage pâle, avec un air triste et opprimé. La bouche est fréquemment animée de mouvements irréguliers. Il en éprouve le double inconvénient de faire des grimaces à chaque instant et de n'articuler ses mots qu'en bredouillant. Les mouvements du bras qui ont débuté à gauche se sont étendus au bras droit. Il lui est complètement impossible de tenir une plume et d'écrire son nom.

Dans la jambe l'incoordination n'est pas moins accentuée. Il avance par petits pas pressés ; les jambes se heurtent et se croisent en marchant.

Au lit, les mouvements continuent, bras et jambes s'agitent et même les muscles du tronc, car il tressaute dans son lit, tout d'une pièce.

Il n'a pas de troubles de sensibilité. Pas de troubles intellectuels. Pendant le sommeil, toute agitation cesse. L'enfant dort bien du reste. La digestion se fait bien, et l'état général, malgré un peu d'anémie, n'est pas mauvais.

Le cœur est normal. A l'auscultation on entend un souffle doux, souffle anémique, au niveau des gros vaisseaux. L'enfant accuse d'assez fréquentes palpitations. Le pouls bat généralement 90 pulsations.

M. Jean, suppléant M. Labric pendant les vacances, ordonne un régime tonique. Vin de quinquina. Fer.

Septembre. Sous l'influence de ce régime, une amélioration notable ne tarde pas à se faire sentir. Les mouvements diminuent d'intensité surtout à droite. Il ne grimace plus et peut parler facilement. Il ne tressaute plus dans son lit. Les jambes sont moins agitées, mais il a toujours sa démarche de pantin, les pieds se jetant l'un devant l'autre par un mouvement brusque qui les rejette en dedans. Il ne peut écrire que d'une façon fort irrégulière, à peine lisible. Toujours pas de complications cardiaques. Le souffle anémique a disparu. Les bruits sont clairs et bien frappés. 90 pulsations.

15 octobre. C'est dans cet état que M. Labric le trouve en reprenant son service à la rentrée. Il commence immédia-

tement le traitement arsenical par sa solution arsénicale, titrée à raison de 0,05 centig. d'arséniate de soude pour 100 gr. d'eau.

Les prescriptions sont les suivantes :

		gr.	gr.	gr.
16 oct.	Solution arsenicale titrée,	10;	V. qq. 30 ;	fer réduit 0,20
17 —	—	20	—	—
18 —	—	30	—	—
19 —	—	40	—	—
20 —	—	40	—	—
21 —	—	50	—	—
22 —	—	60	—	—
23 —	—	70	—	—
24 —	—	80	—	—
25 —	—	90	—	—
26 —	—	100	—	—

Ces hautes doses sont admirablement supportées par le malade. Non seulement il n'en éprouve aucun inconvénient, mais en dix jours, il a repris ses couleurs, son appétit ne fait qu'augmenter et il a engraissé. Les mouvements ont beaucoup diminué d'amplitude et de fréquence. La démarche s'est beaucoup améliorée. Il a beaucoup moins de peine à tenir sa plume et peut écrire son nom d'une façon lisible.

M. Labric augmente encore les doses d'arsenic :

		gr.	gr.	gr.
27 oct.	Solution arsenicale titrée,	100 ;	V. qq. 30 ;	fer réduit 0,20
28 —	—	105	—	—
29 —	—	110	—	—
30 —	—	115	—	—
31 —	—	120	—	—

Ce dernier jour l'enfant vomit deux fois ; il n'a pas d'appétit et se plaint d'un peu de céphalalgie, le soir il a eu la peau très chaude. M. Labric diminue la dose d'arsenic et les deux jours suivants 1er et 2 novembre, il ne donne que 40 gr.

Il vomit encore deux fois et présente un léger mouvement fébrile. Température axillaire 37° 8. Pouls 102.

Ces phénomènes paraissent liés à une très-légère bronchite qu'a prise l'enfant, plutôt qu'un effet de l'arsenic.

3 novembre. Il n'est pas survenu de nouveaux vomissements, ni de fièvre le soir. L'enfant n'était qu'enrhumé.

Depuis quatre ou cinq jours les mouvements sont presque insensibles, suppression de l'arsenic et du fer. Vin de quinquina seulement.

Le 5, l'enfant va de mieux en mieux, on peut considérer la guérison comme certaine. — Toujours vin de quinquina comme tonique.

Le 25, Guérison confirmée.

Ici nous ne trouvons pas trace de rhumatisme chez l'enfant lui-même, mais de par son père n'est-il pas en puissance de diathèse rhumatismale. Le père est rhumatisant, son histoire est bien nette à cet égard, et non moins précise est la tare rhumatismale que nous avons constatée chez lui, sa lésion mitrale. Il a procréé un fils choréique. C'est là un de ces cas de transformation d'une maladie par transmission héréditaire sur lesquels Trousseau a insisté. Le professeur G. Sée (1) a bien mis le fait en lumière pour la chorée et le rhumatisme, et se montra on ne peut plus affirmatif : « C'est la même maladie qui existe chez tous deux, avec cette différence que, chez le premier, l'affection est extérieure et porte sur le tissu fibro-séreux des membres, tandis que chez le deuxième, elle affecte le système nerveux. »

(1) G. Sée. *Loc. cit.*

Dans les trois observations qui suivent, l'influence héréditaire n'est pas moins évidente.

Observation II.

Wagner, Emile, âgé de 10 ans 1/2, entré à l'Hôpital des Enfants, le 4 octobre 1886, salle Saint-Thomas, n° 28, service du professeur Grancher.

Antécédents héréditaires. — *Père* mort d'une insuffisance mitrale. *Mère* sujette aux migraines les plus violentes.

Antécédents personnels. — Elevé au sein par sa mère. Pas de maladie dans l'enfance. Pas de convulsions. Pas d'accidents de dentition. Rougeole et coqueluche sans gravité.

En janvier 1886. Première attaque de chorée qui a duré environ deux mois. Traitement par la liqueur de Fowler.

4 octobre. L'enfant entre à l'hôpital pour une seconde attaque de chorée. Les mouvements ont débuté, il y a environ quinze jours, sans cause connue. L'agitation a commencé dans le bras. Elle s'est généralisée aux jambes. La marche est assez difficile, l'enfant trébuche à chaque pas; il a du reste fait de nombreuses chutes dont il porte les traces.

Le visage est absolument calme.

Pas de trouble de la parole, ni de l'intelligence, ni de la sensibilité. Toutes les grandes fonctions ont gardé leur intégrité.

Le cœur est normal, pas de palpitations.

Traitement arsenical. Liqueur de Fowler, II gouttes le premier jour.

Le 20, le malade en est à XV gouttes de Fowler. Les mouvements sont considérablement diminués.

Le 25, suppression de la liqueur de Fowler dont la dose a été portée jusqu'à XX gouttes.

L'enfant a pris en outre quelques bains sulfureux. La guérison est maintenant certaine.

Le 31, l'enfant sort en excellente santé.

Observation III.

Nous devons cette observation à l'obligeance de M. Hontang, interne aux Enfants-Malades.

Marie B..., âgée de 7 ans 1/2.

Antécédents. — La *mère* est manifestement rhumatisante. Elle a eu dans sa jeunesse une attaque de rhumatisme articulaire avec complication cardiaque.

L'enfant n'a pas fait de maladies graves, elle s'est jusqu'alors bien portée.

Fin août 1886. La mère constate chez son enfant des mouvements insolites et irréguliers dans les doigts de la main gauche.

Aucune cause occasionnelle ne peut être incriminée, ni refroidissement, ni émotion vive, ni maladie fébrile.

Les mouvements sont bientôt généralisés dans tout le bras gauche et la jambe gauche. C'est une sorte d'hémichorée gauche sans propagation à droite.

Un médecin appelé ordonne : douches froides de 1 minute à 121 minute. — Liqueur de Fowler, en débutant par deux gouttes pour monter progressivement jusqu'à X gouttes.

Ce traitement ne paraît pas produire grand effet.

Les mouvements diminuent à gauche pendant qu'ils apparaissent et augmentent à droite. Au bout de quinze jours, ils étaient presque nuls à gauche et assez forts à droite dans les membres inférieur et supérieur.

Le médecin fait supprimer les douches ; il fait continuer la liqueur de Fowler à X gouttes par jour et ordonne 1 gramme de chloral en lavement tous les soirs.

15 septembre. L'enfant a vomi dans la journée ; elle est légèrement fébrile.

M. Hontang, à qui on amène l'enfant, fait supprimer la liqueur de Fowler à cause des vomissements. En l'examinant il constate un souffle systolique à la pointe. C'était le début d'une endocardite. Au bout de quelques jours la fièvre augmentait et apparaissaient les signes d'une péricardite venant compliquer l'endocardite.

On fait appliquer un vésicatoire à la région précordiale.

La fièvre étant tombée et les phénomènes aigus ayant disparu, on ordonne la liqueur de Fowler en même temps que le chloral.

1er octobre. Les mouvements choréïques ont disparu après une durée totale de six semaines.

Les signes de péricardite ont également disparu après une application successive de vésicatoires.

20 novembre. L'enfant se porte bien. Elle va en classe et joue avec ses petites camarades tout comme avant, mais elle a un cœur gros. A l'auscultation, on trouve toujours un souffle systolique à la pointe, en jet de vapeur, très fort. Elle a une lésion mitrale constituée.

Observation IV.

Modelin (Albert), entré à l'Hôpital des Enfants, le 4 août 1886, salle Saint-Jean, n° 3.

Antécédents héréditaires. — La *mère* se porte bien, n'a ni affection nerveuse, ni douleurs articulaires. Le *père était rhumatisant.* Il a eu une affection cardiaque, mais nous ne savons laquelle.

Les antécédents personnels ne nous apprennent rien. Le petit malade n'a eu que la coqueluche et la rougeole.

Le 4 août il entre à l'hôpital pour des douleurs qu'il ressent dans les genoux, les poignets et les coudes. Il n'y a pas grand gonflement, et la fièvre est peu forte.

En l'examinant on constate des mouvements choréiques dans le bras gauche et les jambes. Ces mouvements peu intenses du reste ont débuté il y a une dizaine de jours.

Mais ce qui est remarquable, c'est une parésie des membres supérieurs qui a commencé à peu près en même temps et qui n'a fait qu'augmenter. C'est à peine s'il peut soulever légèrement ses bras; si on les lève en l'air, il est incapable de les soutenir et ils retombent inertes.

Les muscles sont flasques mais non atrophiés.

Les réflexes tendineux sont abolis.

Pas de trouble de la sensibilité, ni de l'intelligence.

Traitement tonique. Fer réduit et vin de quinquina.

20 août. La fièvre est vive, la peau chaude, le pouls rapide. Le malade accuse une douleur à la région précordiale. A l'auscultation frottement de péricardite aux deux temps. Souffle à la pointe et au 1er temps. Matité précordiale étendue.

1er septembre. Les phénomènes aigus d'endo-péricardite ont disparu. Plus de fièvre. Les mouvements choréiques ont cessé. La parésie des bras est beaucoup moindre.

A l'auscultation on ne trouve plus qu'un bruit de souffle à la pointe et systolique.

Le 15. La parésie des membres supérieurs a disparu, il n' y a plus qu'un peu de faiblesse.

1er octobre. Le cœur est volumineux, le souffle systolique de la pointe est très fort.

Application de vésicatoires.

1er novembre. Application de cinq vésicatoires depuis son entrée à l'hôpital; l'enfant présente tous les signes d'une insuffisance mitrale, avec un gros cœur.

Il n'existe plus trace de la parésie ni de la chorée qu'il y avait au début. Il est pâle et anémié. M. Labric lui fait garder le repos au lit pour modifier son état cardiaque.

Régime reconstituant. Fer réduit. Vin de quinquina.

Ce cas est intéressant à plus d'un titre. D'abord, sa nature rhumatismale ne paraît pas contestable. Le père est mort d'une affection cardiaque d'origine rhumatismale. Le fils avait donc toutes sortes de droits aux douleurs articulaires et à la chorée.

Il n'y a pas manqué ; et son héritage est complet puisqu'il a rhumatisme, chorée et lésion cardiaque. C'est un fait commun. Mais moins banale est la parésie des membres supérieurs que nous avons signalée au début de sa maladie. C'est là un de ces cas de chorée que les médecins anglais ont particulièrement étudiée, et que West appelle *limp chorea*, chorée molle. Habituellement, la parésie disparaît peu à peu et les mouvements choréiques augmentent au contraire au fur et à mesure que la force revient dans les membres atteints (1). C'est alors la chorée vulgaire. Ici, nous voyons bien la parésie s'améliorer, mais, non seulement les mouvements choréiques ne s'aggravent pas, bien mieux, ils cessent. Devons-nous voir là un effet de l'inflammation endo-péricardique qui se développe concurremment, suivant l'adage : « Spamos solvit febris accedens? »

Observation V

Nidert (Charles), 11 ans, entre à l'hôpital des Enfants-Malades, salle Saint-Jean, n° 41.

Antécédents héréditaires. — *Mère* bien portante, ni nerveuse, ni rhumatisante. *Père* migraineux, dyspeptique, souffre d'hémorrhoïdes, est manifestement arthritique.

Enfant vigoureux, bien constitué ; n'a pas fait de maladies graves.

Au mois de mai dernier, en rentrant le soir d'une promenade, il est pris de fièvre. Il accuse un malaise général avec de la courbature dans les membres. Le lendemain, les articu-

(1) Ollive. *Des paralysies chez les choréiques.* Th. Paris, 1883.

lations du cou-de-pied, du genou, des poignets étaient particulièrement sensibles mais non gonflées. La fièvre était vive, la peau très chaude, la langue très chargée.

Un médecin appelé croit au début d'une fièvre muqueuse et ordonne un vomitif et un lavement.

La fièvre ne diminue pas par le fait de cette médication. Les articulations gonflent et deviennent plus douloureuses pendant quelques jours.

Au bout de dix jours, l'enfant ne souffrait plus et pouvait se lever tout en accusant une grande faiblesse.

En relevant de cette maladie il présente un tremblement particulier et très inégal, suivant les moments, dans le bras et la jambe du côté gauche. En quelques jours c'est plus qu'un tremblement, ce sont des mouvements irréguliers de flexion et d'extension dans les doigts de la main gauche et dans le pied gauche.

Le médecin consulté diagnostique la danse de Saint-Guy et institue le traitement suivant :

Bromure de potassium, 1 gr. par jour ;
Douches froides, 3 par semaine :
Gymnastique.

Ce traitement dure un mois. L'enfant continue pendant ce temps à aller en classe ; ses études n'en souffrent pas ; sa mémoire n'est pas diminuée.

Aux vacances, on l'envoie à la campagne. Il prend encore 1 gr. de bromure par jour, prend des bains de rivière. La gymnastique est remplacée par des courses à pied.

Les mouvements ne diminuent nullement. L'exercice ne l'améliore pas et le fatigue beaucoup.

22 octobre. Il se présente à la consultation de M. Labric qui l'admet dans sa salle.

C'est un enfant un peu pâle et maigre, mais en somme l'état général est bon. Les mouvements choréiques sont accentués, dans la main et le pied gauches, rien à droite. Si on lui fait étendre les bras horizontalement, on constate, à gauche, une trémulation dans le poignet et les doigts, à rythme très irrégulier. Pour saisir un petit objet, la main gauche exécute un brusque renversement en pronation exagérée. En marchant, le pied gauche tourne à chaque instant.

La force musculaire des membres gauches est considérablement diminuée.

Il n'existe pas de troubles de sensibilité. Les réflexes tendineux sont exagérés.

Les muscles du visage ne sont pas agités ; la physionomie est gaie et souriante.

Le cœur a un volume normal. L'auscultation ne révèle ni souffle ni battement. Les bruits sont clairs, un peu forts et plus fréquents que normalement ; le pouls marque 100 pulsations. Température 37°,5.

Traitement.

23 octobre. Chloral 1 gr., vin quinquina, 30 gr.

Les 24 et 25. Chloral 3 gr., vin quinquina.

Les 27, 28, 29 et 30. Chloral 4 gr., vin quinquina. Le malade supporte fort bien le traitement, l'appétit est excellent, la digestion se fait bien. Les mouvements du pied ont disparu, ils persistent dans la main.

Le 30. Chloral 5 gr. Le matin nous avons pu observer à la visite une belle éruption chloralique. Le visage était très rouge, surtout la joue gauche ; de grandes plaques érythémateuses couvraient la poitrine ; deux plaques rondes au niveau des genoux.

1er, 2, 3, 4, 5, 6, 7, 8, 9 novembre. Chloral 5 gr. par jour. M. Labric nous a donné une seconde fois le spectacle de l'éruption chloralique en faisant prendre au malade son vin de quinquina en même temps que la première dose de chloral.

Le 11. L'enfant ne remue plus la main ni le pied gauche. Suppression du chloral.

L'enfant raconte bien que le médecin prit l'affection aiguë qui précéda sa chorée pour un début de fièvre typhoïde. Mais on sait combien il est facile d'errer au début d'une maladie, surtout quand on ne voit le malade qu'une fois, comme dans le cas présent. Notez que l'enfant n'a présenté ni céphalalgie, ni diarrhée, ni douleur iliaque, ni prostration, et qu'il a été guéri en dix jours. Evidemment il ne s'agit pas là d'une fièvre muqueuse, mais bien d'un rhumatisme articulaire aigu. Nous sommes donc autorisé à ranger ce cas dans les chorées rhumatismales.

Autre fait intéressant, le malade a présenté une éruption chloralique. Nous y reviendrons à propos du traitement par le chloral.

Observation VI

Vidmont (Marguerite), âgée de 10 ans, entrée le 11 octobre 1886, à l'hôpital des Enfants-Malades, salle Sainte-Catherine, service du professeur Grancher.

Antécédents. — Le père est de bonne santé, ni rhumatisant, ni nerveux. La mère a du rhumatisme chronique. L'enfant a eu la rougeole à 3 ans, la scarlatine à 4 ans, sans complications.

Il y a cinq semaines, elle a vivement souffert de douleurs articulaires. Les genoux, les mains, les pieds étaient gonflés, la peau très chaude ; la fièvre était vive. En même temps, elle était prise d'une angine à forme aiguë, avec la gorge très douloureuse et une grande difficulté pour avaler. L'angine ne dura pas plus de quatre jours.

Les douleurs articulaires ont duré environ dix jours. C'est dans la convalescence de cette attaque de rhumatisme articulaire que sont apparus les premiers symptômes de la danse de Saint-Guy.

Les mouvements choréiques ont débuté dans le bras gauche.

15 octobre. La chorée est maintenant généralisée au côté gauche seulement. Le bras gauche étendu exécute des mouvements désordonnés à grand rayon.

La jambe gauche est continuellement agitée. En marchant, son mouvement est rapide, très inégal, ce qui fait un pas trop petit ou trop grand. Dans la station debout ou assise, le pied gauche remue continuellement.

Les muscles de la face sont respectés.

La parole n'est pas troublée.

L'intelligence et la sensibilité sont intactes.

Le cœur est normal; les bruits sont clairs et réguliers.

Le pouls bat 85 pulsations.

Traitement. — Liqueur de Fowler. Bains sulfureux. La liqueur de Fowler, commencée à II gouttes, est portée graduellement à XVII gouttes et continuée pendant quelques jours à cette dose.

Bains sulfureux, 3 par semaine.

L'arsenic est fort bien supporté ; l'amélioration continue.

25 novembre. L'enfant sort complètement guérie.

Observation VII

Ce cas nous a été communiqué par notre maître, M. Labric, qui vient de l'observer chez une de ses petites malades de la ville.

X..., petite fille de 8 ans.

Antécédents héréditaires. — Mère atteinte de gravelle rénale. Le grand-père maternel est mort de la pierre.

Antécédents personnels. — Pas d'accident dans la première enfance. Coqueluche et rougeole sans complication.

Juin 1885. Scarlatine sans complication.

Avril 1886. Nouvelle scarlatine.

Juillet 1886. Apparition d'un érythème noueux, évidemment

rhumatismal, car il est accompagné de fièvre, de douleurs articulaires et de gonflement des jointures.

Quelques jours après, des mouvements bizarres apparaissent dans les bras et la danse de Saint-Guy est bientôt confirmée.

Dans la première semaine de la chorée se déclare une endo-péricardite. M. Labric fait appliquer un vésicatoire.

La chorée est soumise au traitement par l'arséniate de soude. Les mouvements cessent peu à peu et à la fin d'août ils ont complètement disparu.

Septembre 1886. Des signes d'endo-péricardite chronique persistent. Un fort bruit de souffle systolique à la pointe ne laisse pas de doute sur l'établissement d'une lésion mitrale.

M. Labric fait appliquer une série de vésicatoires et garder le repos aussi complet que possible.

Octobre 1886. Le bruit de souffle est toujours accentué. Nouveaux vésicatoires. Toujours le repos.

Novembre. Le bruit de souffle a beaucoup diminué. Les pulsations sont très régulières. Il n'y a pas d'hypertrophie du cœur. On permet à l'enfant de sortir un peu, mais avec beaucoup de ménagement. On la porte pour monter et descendre les escaliers.

Dans ce cas encore, l'influence du rhumatisme ne nous paraît pas douteuse. Notons que le rhumatisme est ici consécutif à la scarlatine, coïncidence fort fréquente. Tellement fréquente, que certains médecins (1) ont voulu établir entre les deux affections une parenté étroite et en faire deux manifestations différentes d'une même maladie. Il est vrai que nos classiques les plus autorisés, Trousseau, Peter, Jaccoud, se sont élevés contre cette manière de voir. Quoiqu'il

(1) Blondeau. *Rhumat. et scarl. Arch. gén. de Méd.*, 1878.

en soit, constatons ici l'enchaînement pathologique : Scarlatine, rhumatisme, chorée, inflammation des séreuses cardiaques.

De cette observation dégageons encore une leçon. L'enfant ne présente pas la moindre hypertrophie cardiaque, et pourtant c'est la règle en pareil cas. De plus, le souffle a diminué notablement, la lésion mitrale serait donc en voie de réparation. M. Labric est convaincu que ces heureux résultats sont dus à l'influence des vésicatoires (12 vésicatoires) et du repos prolongé.

Observation VIII

(Communiquée par M. Albaran, interne du Prof. Grancher.)

Cardon (Henriette), 12 ans, hôpital des Enfants-Malades, salle Sainte-Geneviève, n° 5, service du professeur Grancher.

Antécédents héréditaires. — Le père tousse depuis très longtemps. Mère bien portante, non nerveuse. 2 frères morts de broncho-pneumonie avec accidents cérébraux. 3 autres frères bien portants.

Pas de rhumatismes ni d'antécédents nerveux dans la famille.

Antécédents personnels. — Élevée au sein. Rougeole à 3 ans, sans gravité. Jamais de douleurs articulaires avant l'attaque actuelle qui est survenue il y a deux mois environ. Les douleurs ont débuté par l'articulation fibro-tarsienne, puis elles ont envahi les genoux, les épaules, les coudes, l'articulation de la tête et de la colonne, et, en dernier lieu, les poignets. Les articulations étaient gonflées, très douloureuses, et dès le début des accidents articulaires, l'enfant s'est plainte de palpitations. Au bout de six semaines, les douleurs avaient presque disparu quand l'enfant a commencé à présenter des mouvements choréiques qui, d'abord localisés à la face, se sont étendus aux deux membres supérieurs (prédominant à droite) et au membre inférieur gauche.

Etat actuel, 1er juin. — Enfant bien développée, pâle et anémiée ; maigre, aux genoux un peu trop gros. La chorée est peu intense ; quelques grimaces, quelques mouvements désordonnés, localisés comme il est dit ci-dessus. La malade se tient bien debout, seuls les orteils du pied droit ont quelques mouvements de flexion et d'extension.

Pas de troubles de la voix.

Respiration un peu irrégulière.

Cœur : pas d'hypertrophie. Pas de frémissement. Battements fréquents et forts, mais réguliers. A l'auscultation, on entend au foyer mitral un souffle systolique qui paraît un peu prolongé. Ce souffle est doux ; il se propage du côté de l'aisselle. Le pouls, fort, ne présente pas d'irrégularités.

Les autres appareils sains.

Traitement. Liqueur de Fowler.

20 juin. L'enfant prend maintenant XX gouttes de liqueur de Fowler sans la moindre intolérance. Les mouvements sont considérablement diminués. Le souffle cardiaque ne s'est pas modifié.

15 juillet. Plus de mouvements choréiques. Excellent état général. Le souffle mitral est toujours le même.

Exeat.

Observation IX

(Due à l'obligeance de M. Dardel, externe des hôpitaux.)

Gain (Eugène), âgé de 12 ans, entré le 18 février aux Enfants-Malades, salle Saint-Augustin, n° 30.

Antécédents héréditaires. — Nuls. Pas de rhumatisants ni cardiaques, pas de nerveux dans les ascendants.

Antécédents personnels. — Première attaque de chorée en 1883, occasionnée par une grande frayeur de l'enfant à la vue d'un incendie. Ello dura 4 mois. Depuis ce temps, il a l'haleine courte ; ne peut courir sans être essoufflé ; fréquentes palpitations.

Il y a douze jours, sans cause connue, la danse de Saint-Guy reparut subitement.

19 février. *Etat à l'entrée à l'hôpital.* — L'enfant présente les symptômes suivants :

Motilité. — Marche difficile par suite d'un tremblement intense. Aujourd'hui il peut assez facilement porter ses aliments à sa bouche et ne renverser que quelques gouttes en buvant avec un verre plein. Mais il y a quelques jours, il répandait tout le contenu de son verre à chaque tentative qu'il faisait pour boire.

La *parole* est bégayante par suite de spasmes laryngés.

La *mastication* n'est pas entravée.

Intelligence normale. Pas de troubles cérébraux.

Sensibilité intacte.

Cœur et autres appareils sains.

Traitement. Hydrate de chloral 1 gr. 50 par jour.

Le 26. 2 gr. 50 de chloral par jour.

L'enfant se trouve beaucoup moins agité que les jours précédents. Les troubles de la parole ont disparu.

1er mars. Le chloral est porté à 3 gr.

Le 4. Léger souffle avec maximum à la pointe au premier temps, avec prolongation vers l'aisselle.

Le 8. Toujours 3 gr. de chloral.

Le désordre musculaire n'est pas beaucoup modifié.

Le souffle cardiaque n'est pas constant et n'est pas entendu à toutes les révolutions. Les contractions paraissent irrégulières. Le souffle paraît en rapport avec cette irrégularité et le maximum se déplace, tantôt à la pointe, tantôt à la base.

Bromure de potasium, 2 gr. par jour.

Le 10. Pouls petit, irrégulier, intermittent. Semblant en rapport avec une lésion mitrale.

Bromure de potassium, 2 gr.

Le 15. Le pouls est plus fort ; il est redevenu régulier, sans intermittence. Le souffle se produit maintenant à la pointe à chaque systole et avec la même intensité.

Bromure de potassium, 2 gr.

1er au 15 avril. Même état. Même traitement.

Le 19. La chorée est en somme peu améliorée, le souffle mitral existe toujours. Mais l'état général est excellent. L'enfant est envoyé en convalescence à la Roche-Guyon.

Cette observation nous montre une lésion cardiaque intéressante. Elle s'est développée sans rhumatisme, sans réaction inflammatoire appréciable. A son entrée, le malade présentait des bruits du cœur normaux. Le souffle est apparu progressivement, sous l'oreille du médecin en quelque sorte. Chose curieuse, ce souffle au début se déplace, il est inconstant, indéterminé. C'est en se fondant sur des cas anagues que Spitzmuller et Benedikt ont prétendu que l'irrégularité du cœur et le bruit du souffle ne sont point une preuve suffisante de l'existence d'une lésion endo-cardiaque, et que ces phénomènes peuvent être le résultat d'un trouble de coordination des muscles papillaires, trouble qui est l'effet direct de la chorée elle-même. Pourtant ici nous voyons le souffle se localiser et revêtir un caractère bien net : la lésion valvulaire ne nous paraît pas douteuse.

Observation X

Devignon (Gaston), 12 ans, entré à l'hôpital des Enfants Malades, le 16 avril 1886, salle Saint-Jean, n° 44.

Antécédents héréditaires à peu près nuls. Père bien portant, mère un peu nerveuse, mais non névropathe à proprement parler.

Antécédents personnels. — Enfant bien constitué ; n'a pas fait de maladies graves dans la première enfance. N'a jamais fait de maladie nerveuse proprement dite et n'a présenté non plus aucune affection articulaire. Mais il est habituellement très impressionable, pleure ou rit facilement, est très irascible. Il y a cinq ans, il a eu une première attaque de chorée à la suite d'une frayeur, les accidents furent légers et la maladie guérit à peu près spontanément en trois mois. La deuxième attaque a débuté il y a trois semaines, encore à la suite d'une frayeur.

17 avril. Les mouvements sont assez violents, ils ont été généralisés d'emblée.

Les membres supérieurs présentent une agitation presque continuelle assez intense. Même pendant le sommeil on constate de petits mouvements dans les doigts.

Les jambes présentent également des mouvements désordonnés.

La marche est difficile, trébuchante.

Au lit les membres s'agitent continuellement, mais les muscles du tronc sont respectés. En sorte que les bras et les mains, les pieds et les jambes, soulèvent les draps ; mais il ne tressaute pas dans son lit.

La face, par suite des mouvements de la bouche, prend fréquemment une expression grimaçante ; en dehors de ces mouvements elle a une expression d'inquiétude très marquée. Il suffit d'examiner l'enfant pour que les mouvements soient exagérés. Il n'a pas de troubles de la parole, mais il répond par monosyllabes d'une façon peu précise. Il a certainement de l'obtusion intellectuelle.

Le cœur est normal. Les battements sont forts d'une manière permanente, sans accès de palpitations à proprement parler. Pas de bruit morbide de souffle ou de frottement.

Autres appareils sains.

Etat général bon.

Comme cet enfant est suffisamment vigoureux, comme d'autre part son tube digestif est en parfait état d'intégrité et fonctionne régulièrement, en raison de l'intensité que présente ici la folie musculaire, M. Labric juge ce cas tout à fait justiciable du tartre stibié.

Le 17. Potion stibiée additionnée de 15 gr. de sirop de diacode contenant 0,05 cent. de tartre stibié, à prendre par cuillerées.

L'enfant ne vomit pas, sa digestion n'est pas troublée, il dort bien.

Le 18. 0 gr. 10 de tartre stibié. Pas de vomissements. Les mouvements paraissent moindres.

Le 19. 0 gr. 15 de tartre. Un vomissement dans la journée, ce qui n'a pas empêché le malade de manger le soir.

L'agitation est certainement moins considérable, surtout dans les jambes.

20, 21 et 22 avril. Trois jours de repos.

Le 23. On reprend le tartre stibié en commençant par 0 gr. 10.

Le 24. 0,20 cent.; pas de vomissement dans la journée.

Le 25. 0,35 cent.; pas de vomissement.

L'amélioration n'a fait qu'augmenter. L'enfant remue bien moins dans son lit, l'expression du visage est beaucoup moins inquiète ; les grimaces bien moins fréquentes.

Le tatre stibié ne paraît pas l'avoir fatigué.

26, 27 et 28. Trois jours de repos. L'enfant mange avec beaucoup d'appétit.

Le 29. Nouvelle série médicamenteuse. On débute par 0 gr. 15 cent.

Le 30. 0 gr. 30 cent.

1er mai. 0 gr. 45 cent.

Dans cette dernière série l'enfant n'a pas eu plus de 2 ou 3 vomissements ; pas de diarrhée. Il a continué à manger sans dégoût. Il n'est pas trop déprimé. Les mouvements sont maintenant très faibles et rares. Le visage n'est plus grimaçant.

Le 5. Le petit malade ne se sent pas du tout de la médication stibiée. Il se lève dans la journée, se promène dans la salle, marche bien. Quelques mouvements persistent dans les doigts.

Le 10. Les mouvements n'existent plus. L'enfant est toujours émotif; quand on l'examine en le pressant un peu de questions, il se trouble très facilement. Mais habituellement le visage a repris une expression sereine. Il paraît beaucoup plus intelligent.

Le 23. L'enfant sort complètement guéri et tout à fait bien portant.

Cette observation nous fournit un bel exemple de traitement par le tartre stibié. En vingt jours le malade a été guéri d'une chorée assez intense.

Observation XI.

Koch (Cécile), âgée de 8 ans, entrée le 11 octobre à l'hôpital des Enfants-Malades, salle Sainte-Catherine (service du professeur Grancher).

Antécédents héréditaires. — Le père est bien portant. Tempérament nerveux, impressionnable, irascible. La mère est arthritique.

Antécédents personnels. — Enfant élevée au sein par la mère. Rougeole à 1 an; à 2 ans, convulsions dont nous ignorons la cause; à 5 ans, scarlatine sans complication. La danse de Saint-Guy a débuté il y a trois mois.

L'enfant fut effrayée par un chien. Quatre jours après, la mère constatait une agitation anormale dans la main gauche.

15 octobre. Le désordre musculaire n'est pas très intense; mais généralisé.

Aux membres supérieurs, le bras, l'avant-bras et les mains participent aux mouvements. Les doigts de la main gauche s'agitent particulièrement.

Les membres inférieurs sont également atteints. La marche est presque impossible ; l'enfant jette ses jambes à droite et à gauche ; elle est incapable de suivre une ligne droite et va se heurter aux meubles. Au lit, les mouvements ne s'arrêtent pas, et l'on constate des mouvements dans les orteils.

La face exécute constamment de petites grimaces ; l'expression est généralement gaie.

La parole est très difficile ; elle parle lentement et en bredouillant, mais elle comprend bien et ne paraît pas avoir d'obtusion intellectuelle.

Pas de trouble de la sensibilité. Les réflexes tendineux sont exaltés. Cœur normal, pouls à 80. Intégrité des fonctions digestives.

Traitement. — Liqueur de Fowler et bains sulfureux.

Début par 2 gouttes de Fowler, en augmentant progressivement.

Trois bains sulfureux par semaine.

7 novembre. XVII gouttes de liqueur de Fowler ; pas la moindre intolérance. L'amélioration est très sensible.

Le 15. Continuation de la liqueur de Fowler jusqu'à ce jour sans inconvénient. La petite malade ne remue presque plus, marche bien et parle facilement.

On diminue les doses d'arsenic avant de le supprimer.

Le 25. Guérison complète. Exeat.

Observation XII.

Barotte (Louis), 9 ans, entré à l'hôpital des Enfants, le 20 mars 1886, salle Saint-Jean, n° 41.

Pas d'antécédents héréditaires.

L'enfant a présenté l'hiver précédent de vagues douleurs dans les membres, principalement dans les bras ; mais sans localisation nette, sans gonflement des jointures. Cependant à ce moment, au dire de la mère, il aurait présenté un peu de fièvre. Depuis il n'a plus ressenti ces douleurs

C'est un enfant à mine éveillée, à l'air intelligent; blond, lymphatique. Il est très faible. La danse de Saint-Guy date de vingt jours; la mère ne sait à quoi en attribuer la cause. Il est généralement timide et craintif; mais n'a eu dernièrement aucune vive émotion.

Les mouvements ont commencé dans les doigts de la main gauche, puis dans les doigts de la main droite. Aujourd'hui les doigts sont continuellement en mouvement. Si on lui fait tenir les bras étendus horizontalement, les doigts s'élèvent et s'abaissent très irrégulièrement et avec des mouvements assez lents cependant. De plus les mains sont de temps en temps éloignées et rapprochées l'une de l'autre par des mouvements brusques qui se passent dans les deux bras.

Les membres inférieurs sont également atteints. L'enfant marche en sautillant. Quand il est assis ses pieds sont de temps à autre animés d'un mouvement de rotation et de flexion.

A la face de légères contractions des zygomatiques soulèvent de temps à autre les commissures des lèvres.

Le cœur bat un peu vite, et l'auscultation révèle à la base un souffle doux qui se propage dans les vaisseaux du cou. Il a quelquefois des palpitations.

Pas de trouble de l'intelligence.

Pas de trouble de sensibilité.

Tous les appareils sont sains.

Traitement par l'arsenic.

22 mars. Début par 10 gr. de la solution d'arséniate de soude titrée (0 gr. 05 p. 100 gr.

En augmentant de 10 gr. par jour, l'enfant arrive à 100 gr. sans en être incommodé.

1er avril. 100 gr. de solution arsenicale, toujours bien tolérée Le petit malade a repris des couleurs. Les mouvements des jambes et de la face ont cessé. Il a encore quelques léger mouvements dans les doigts, mais à intervalles éloignés.

Diminution des doses d'arsenic.

Le 5. Suppression de l'arsenic. Vin de quinquina seulement.

Le 16. L'enfant sort guéri, ayant engraissé pendant son traitement. Les palpitations ont complètement cessé ; le souffle anémique a disparu.

Observation XIII

Croy (Isidore), 9 ans, entré à l'hôpital des Enfants-Malades, le 9 mars 1886, salle St-Jean, n° 1.

Aucun antécédent rhumatismal chez les parents. Le père et la mère sont bien portants. Deux frères de l'enfant se portent également bien et n'ont jamais eu la danse de St-Guy.

L'enfant n'a jamais eu de douleurs articulaires. La dentition s'est faite sans accident nerveux. Coqueluche à 3 ans. Rougeole à 5 ans. La danse de St-Guy s'est établie sans cause occasionnelle appréciable.

Le désordre musculaire, qui date aujourd'hui de trois semaines, a débuté par des mouvements choréiques peu marqués dans le bras et la main gauches d'abord, puis dans le membre supérieur droit. Aucun symptôme fébrile, pas de troubles généraux n'ont marqué le début de l'affection.

Les mouvements ont augmenté depuis ce temps sans être très intenses. La main gauche est fréquemment agitée de mouvements de pronation et de supination. Aux membres inférieurs quelques légers mouvements irréguliers, surtout dans le pied gauche. La marche est peu altérée.

Pas d'agitation des muscles de la face ni du tronc.

Le cœur est normal, mais il bat un peu vite.

Pas de troubles intellectuels.

Pas de trouble de sensibilité, ni hyperesthésie, ni anesthésie.

Les fonctions digestives s'exécutent régulièrement.

L'état général est bon.

10 mars. Traitement au chloral; début par 1 gr.

Le 15. 4 gr. de chloral. Les mouvements ont diminué dans la main gauche ; ils ne sont pas plus forts qu'à droite.

Le 20. Chloral 4 gr. Les mouvements des jambes ont presque disparu. Quand l'enfant vient de s'éveiller ils n'existent plus du tout ; ce n'est qu'après avoir marché un peu qu'il commence à agiter le pied gauche.

Le désordre des bras est moins amélioré.

Le 30. Suppression du chloral. Le malade peut être considéré comme guéri.

16 avril. La guérison s'est montrée pleinement confirmée. L'enfant est rendu à ses parents fort bien portant.

Observation XIV

Léon Ruder, âgé de 12 ans, entré à l'hôpital des Enfants-Malades, le 9 mars 1886, salle St-Jean, n° 42.

On ne trouve pas d'antécédents héréditaires morbides. Le père et la mère bien portants, ne sont ni rhumatisants ni névropathes.

L'enfant lui-même ne présente pas d'antécédents personnels importants. Il a eu la coqueluche et la rougeole, mais sans complications graves. Actuellement il est un peu pâle ; le système musculaire est médiocrement développé, mais il paraît néanmoins de bonne constitution.

Il y a dix jours, sans cause apparente, sans émotion morale, il a commencé à remuer involontairement le bras gauche. En même temps il éprouvait une véritable paresse intellectuelle, la mémoire lui faisait fréquemment défaut.

10 mars. Les mouvements choréiques, qui ont débuté au bras gauche, se sont généralisés à droite. A gauche les doigts remuent continuellement. A droite ils sont habituellement immobiles, mais sitôt qu'on veut les faire travailler ils entrent

en mouvement. La préhension d'un petit objet est presque impossible ; l'écriture est absolument illisible.

Dans les jambes les mouvements désordonnés ne sont sensibles que dans la marche. Au repos ils sont insignifiants. Les muscles de la nuque et du cou subissent de temps à autre des contractions irrégulières qui portent la tête à gauche et à droite.

Pas de troubles de la parole. Mais les réponses sont lentes, peu précises. Le visage est immobile, a une expression d'hébétude.

Pas de trouble de la sensibilité.

Le 11. Chloral 1 gr. Vin de quinquina 80 gr.

Le 12. Chloral 2 gr. Vin de quinquina. L'enfant dort bien. Son appétit n'est nullement troublé par le chloral.

Le 16. 4 gr. de chloral par jour, fort bien supportés. Somnolence chloralique prolongée. Pendant qu'il dort, l'enfant ne remue pas. Quand on l'éveille, les mouvements recommencent au bout de peu de temps, mais ils ont diminé d'intensité.

Le 20. Encore 4 gr. de chloral.

Le 21. Le matin, à l'heure de la visite, le malade présente une superbe éruption chloralique. Le visage est fort rouge, des plaques érythémateuses sont disséminées sur la poitrine. Le malade avait pris 30 gr. de vin de quinquina, après sapremière dose de chloral.

Le 22. Pas d'éruption chloralique le matin. 5 gr. de chloral. L'amélioration va en croissant. L'enfant est plongé dans la somnolence. Pas de troubles digestifs.

Le 23. M. Labric a recommandé à l'infirmière de donner à l'enfant son vin de quinquina en même temps que son chlora le matin, et à l'heure de la visite on constate encore des plaques érythémateuses disséminées sur tout le corps.

Le 25. La guérison est à peu près complète. Suppression du chloral. Vin de quinquina seulement.

Le 30. La guérison est confirmée. L'enfant reprend des forces.

7 avril. Le petit malade peut sortir en excellent état.

Ovservation XV.

Solinski (Léon), âgé de 14 ans, entré à l'hôpital le 26 mars, salle Saint-Jean, n° 2.

Antécédents héréditaires. — Nuls.

Antécédents personnels également nuls. Pas de maladies graves. A eu la rougeole, la coqueluche sans complications. Pas de manifestations articulaires ni cardiaques.

La danse de Saint-Guy a débuté il y a six semaines, sans symptômes fébriles, sans douleurs, sans cause appréciable par des mouvements irréguliers dans le bras droit.

Les doigts remuent beaucoup; l'écriture est absolument impossible. L'incoordination s'est vite généralisée aux membres inférieurs. Il marche en levant les pieds trop haut. Ce mouvement persiste quand il reste debout; l'enfant ne peut réprimer une sorte de piétinement.

Légers mouvements de la face, grimaces fugitives. Trouble de la parole, l'enfant bredouille, mais il ne paraît pas avoir de trouble de l'intelligence.

Pas de trouble de sensibilité.

Rien au cœur ni dans le poumon.

28 mars. Traitement par le chloral. Début par la dose de 2 grammes à prendre dans la journée.

1er avril. 4 grammes d'hydrate de chloral par jour.

L'amélioration a été rapide. Les troubles de la parole n'existent plus. Les mouvements des membres ont considérablement diminué.

Le 2. L'enfant est vacciné. Toujours 4 grammes de chloral par jour.

Le 3. Apparition d'une roséole généralisée sur tout le corps. On croit à une éruption chloralique.

Le 4. Suppression du chloral. La roséole persiste. Elle ne s'efface qu'au bout de deux jours en pâlissant graduellement.

Elle n'était donc pas due au chloral. C'est une éruption vaccinale. Les mouvements ont du reste considérablement diminué.

Le 8. On revient au chloral sans qu'il survienne d'éruption. On en donne pendant encore quatre jours.

Le 15. L'amélioration a continué à marcher très rapidement. Il persiste encore quelques mouvements choréiques dans la jambe gauche.

1er mai. Plus de mouvements irréguliers, plus de grimaces. Le malade peut être considéré comme guéri.

Le 9. La guérison se maintient. L'enfant sort en très bon état.

Les cinq observations qui suivent nous ont été communiquées par notre excellent ami M. Hillemant, interne à l'hôpital Trousseau. Elles ont rapport au succès de la médication arsenicale. Nous les donnons résumées.

Observation XVI.

Reiter (Angèle), 7 ans, entrée à l'hôpital Trousseau, le 13 mai 1886, salle Blache, nº 22.

Antécédents. — Rien d'important.

La chorée a commencé il y a trois mois, par le bras gauche et a envahi peu à peu le reste du corps.

Un médecin l'a traitée avec des bains sulfureux, du vin de quinquina, de l'huile de foie de morue.

Elle entre à l'hôpital avec des mouvements très prononcés dans les quatre membres, surtout au membre supérieur gauche. La bouche est animée de mouvements simulant le bâillement.

Pas de troubles de sensibilité ni d'intelligence.

Rien au cœur.

14 mai. Liqueur de Boudin, 5 grammes.

Le 20. Liqueur de Boudin, 10 grammes.

Le 22. On cesse la liqueur de Boudin. L'enfant ne remue presque plus.

Quinze jours après elle sort guérie.

Observation XVII.

Alsac (Claire), âgée de 11 ans. Entre à l'hôpital Trousseau, le 29 mars 1886. Salle Blache, n° 5.

Pas d'antécédents héréditaires.

Depuis deux ans l'enfant est presque toujours souffrante.

Coliques. Maux de tête. Scarlatine assez grave en novembre dernier.

Le 26 mars, l'enfant a commencé par avoir des contractions de la bouche qui la font grimacer et lui rendent la parole difficile.

Le 28. Les mouvements se sont produits dans les mains, l'enfant n'a pu s'habiller.

Le 29. Les mouvements se sont généralisés à la totalité des membres supérieurs, surtout marqués à gauche.

Sensibilité intacte. Rien au cœur, ni dans les poumons.

Le 31. Liqueur de Boudin, 5 grammes.

3 avril. Liqueur de Boudin, 10 grammes.

Le 9. Mouvements accentués malgré 15 grammes de liqueur de Boudin.

Le 13. Liqueur de Boudin, 20 grammes.

Le 14. Amélioration. Encore 20 grammes de liqueur de Boudin.

Le 16. Liqueur de Boudin, 25 grammes.

Le 20. L'amélioration va en croissant. Liqueur de Boudin, 25 grammes.

Le 25. On diminue les doses d'arsenic.

7 mai. 5 grammes seulement de liqueur de Boudin. L'enfant ne remue presque plus.

Le 15. Guérison confirmée. *Exeat.*

Observation XVIII.

Hébert, âgé de 10 ans. Entré le 6 mai à l'hôpital Trousseau. Salle Blache, n° 6.

Pas d'antécédents. Malade depuis deux mois environ. Les mouvements choréiques ont débuté par la face, puis se sont généralisés dans tout le corps, surtout à droite.

6 mai. Grande difficulté de la parole depuis huit jours.

Maladresse extrême des mains, surtout à droite. L'enfant peut néanmoins se servir seule.

La jambe droite est traînante.

Le 7. Liqueur de Boudin, 10 grammes.

Le 10. Liqueur de Boudin, 15 grammes. Pas encore d'amélioration.

Le 13. Liqueur de Boudin, 20 grammes. L'influence du traitement devient très manifeste.

Le 15. Suppression de la liqueur de Boudin.

Le 20. Guérison. *Exeat.*

Observation XIX

Meslier (Angèle), âgée de 11 ans 1/2, entrée à l'hôpital Trousseau, le 31 mai 1886, salle Blache, n° 5.

Antécédents. — Mère morte tuberculeuse. Rougeole et bronchites répétées à 5 ans. Cette année, rhumatismes articulaires avec complication cérébrale.

Il y a une quinzaine de jours, à la suite d'une grande colère, début de la danse de Saint-Guy, par des mouvements dans les bras, la tête et les jambes. Traitement par le bromure de potassium et les bains sulfureux.

1er juin. Les mouvements sont surtout prononcés dans le bras droit et les jambes. Marche très difficile.

Bon état général. Intégrité de toutes les fonctions. Rien au cœur.

2 lavements de chloral de 1 gr. 50.

Le 4. L'enfant est moins agitée. Continuation du chloral.

Le 19. Le chloral est supprimé et remplacé par 2 gr. de bromure de potassium.

1er juillet. Les mouvements sont moins violents, mais ils persistent. La station debout et la marche sont toujours difficiles.

Liqueur de Boudin 10 gr.

Le 15. L'enfant prend 15 gr. de liqueur de Boudin. Grande amélioration.

Le 31. Guérison. Exeat.

Observation XX

Lenglet (Marie-Valentine), âgée de 13 ans. Hôpital Trousseau, salle Blache, n° 6.

Antécédents héréditaires. Nuls.

Antécédents personnels. Fracture du bras gauche à 2 ans. Scarlatine à 9 ans ; la même année, première attaque de chorée qui dure un mois. A 11 ans, deuxième attaque qui dura plusieurs mois. Depuis trois semaines, troisième manifestation choréique.

30 mars 1886. Enfant pâle et amaigrie. Mouvements désordonnés dans les bras et les jambes. Caractère bizarre et changeant : elle rit ou pleure pour des motifs insignifiants. Le ventre est très douloureux à la pression.

A l'auscultation, on trouve au cœur, un souffle au premier temps et un dédoublement du second bruit (lésion métrale).

Liqueur de Boudin. Début par 10 gr.

15 avril. Les parents la reprennent ne remuant presque plus.

De cette observation, deux points sont à faire

ressortir : 1° l'établissement de la lésion mitrale au cours de la chorée ; fait très-commun du reste ;

2° La douleur provoquée par la pression du ventre (1). M. Marie a récemment appelé l'attention sur l'existence de l'ovarie dans la danse de Saint-Guy. Ce cas nous paraît en être un exemple. Ce serait du reste beaucoup moins rare qu'on ne pense, puisque M. Marie aurait trouvé 24 cas d'ovarie sur 30 filles de 9 à 15 ans, atteintes de danse de Saint-Guy.

(1) *Progrès médical*, 1886. *Note sur l'existence de l'ovarie dans la chorée de Sydenham.*

CHAPITRE IV

TRAITEMENT

La danse de Saint-Guy a été soumise à un grand nombre de traitements qui tous ont à leur actif plus ou moins de succès. Il serait téméraire d'en formuler un unique et non moins imprudent d'accorder dans tous les cas ses préférence à un seul. Bouteiller écrivait en 1810 : « Un remède spécifique qui guérirait d'une manière empirique tous les sujets atteints de chorée est une chimère. » Et il avait raison. Telle chorée se trouvera fort bien de la médication tonique et telle autre réclamera la médication débilitante. Le praticien devra autant que possible se conformer suivant les cas aux indications étiologiques et symptomatiques.

Au cours de nos observations nous avons constaté le succès de trois médicaments : le chloral, l'arsenic et le tartre stibié. Ce sont les seuls dont nous nous occuperons ici.

I

Traitement par l'arsenic

La médication arsenicale remonterait, d'après Aran, à la fin du siècle dernier.

C'est à l'étranger qu'elle a d'abord été employée, en Angleterre et en Allemagne. En France, Guersant père (1) paraît être le premier qui l'ait employée. Mais c'est Aran qui fut chez nous son véritable promoteur. En 1856, il publiait la guérison d'un cas grave par l'arséniate de soude. Ce succès fut suivi de plusieurs autres et, dans un nouvel article du *Bulletin thérapeutique* de 1859, il déclarait que l'arsenic est un des médicaments les plus remarquables de la chorée.

La méthode eut vite fait fortune, et plusieurs thèses parues à cette époque, relatent les nombreux succès qu'on en obtint aussitôt.

Le docteur Long (2), dans sa thèse basée sur un certain nombre d'observations recueillies dans les services de MM. Bouchut et Bergeron, citait 11 guérisons sur 11 cas où l'on employa l'arséniate de potasse à la dose de 2 à 25 milligr.

Le Dr Gellé (3) publiait 24 guérisons sur un total de 34 chorées qui se décomposaient ainsi :

Chorées récentes, 15 guérisons sur 17.

Chorées anciennes, 9 guérisons sur 7.

La méthode rencontra pourtant des oppositions. M. G. Sée, dans son Mémoire sur la chorée, se montra un adversaire résolu de l'arsenic et le déclara-

(1) Guersant. *Traitement de la chorée par les préparat. arsenicales. Gaz. Méd.*, 1848.

(2) Long. *Valeur comparative de la méd. stibiée et de la arsen. dans le trait. de la chorée.* Th. Paris, 1860.

(3) Gellé. *De la médicat. arsen. dans la chorée.* Th. Paris, 1860.

dangereux. Ni Trousseau, ni Grisolle ne l'ont employé. Rilliet et Barthez n'en ont tiré aucun bon résultat, mais ils l'employaient à trop faible dose.

Aujourd'hui la méthode est définitivement acquise à la pratique médicale. Récemment, un médecin anglais, Cheadle (1), apportait à la société Harveienne de Londres une très brillante statistique de succès par le traitement arsenical, sur un total de 160 cas de chorées observés en huit ans. Notamment, dans une série de 58 cas traités par la liqueur de Fowler avec un peu de teinture de perchlorure de fer, la durée moyenne n'avait pas dépassé 24 jours. Il signalait en même temps une coloration bronzée de la peau qui serait due à l'arsenic et qui ne paraît pas avoir été notée avant lui. La pigmentation était surtout marquée dans les plis des articulations et n'était pas visible à la face. Elle a fini par disparaître dans tous les cas sauf un.

Mais quand et comment doit-on employer cette médication?

L'arsenic est surtout indiqué quand on a affaire à des malades lymphatiques, cachectiques, débilités par la misère ou la chlorose. D'après Gillette, l'arsenic a échoué le plus souvent sur les sujets sanguins et nerveux qui se trouvent mieux de l'émétique ou des narcotiques. C'est surtout dans les cas de chorée molle (2) que l'arsenic est nécessaire.

(1) *Semaine médicale*, p. 258, 1885.

(2) Ollive. *Loc. cit.*

Comment doit-on l'employer? On peut différer d'avis sur le choix de telle ou telle préparation, mais il est un fait capital, la nécessité d'employer de hautes doses. Sur ce point, du reste, tous les médecins sont d'accord. Aran en avait fait la base même de sa méthode, et tout le monde l'a suivi dans cette voie.

Comme préparations, nous avons le choix entre la liqueur de Fowler, la liqueur de Boudin, l'arséniate de soude.

La *liqueur de Fowler*, ou solution d'arséniate de potasse, représente 1 centig. d'acide arsénieux par grammes.

C'est la préparation qu'employait Gillette; suivant l'âge ou la force du sujet, il débutait par 1 ou 2 cuillerées à café contenant 1 milligramme de principe actif. Il augmentait d'une et quelquefois de 2 cuillerées par jour. Dans quelques cas, les malades arrivaient en trois jours, à prendre 8 cuillerées et restaient ainsi jusqu'aux 6e et 8e jours.

On peut reprocher à cette préparation d'être d'un dosage difficile; la moindre inadvertance peut causer un empoisonnement.

La *liqueur de Boudin* ou solution d'acide arsénieux, contient 1 milligramme d'acide arsénieux par gramme.

M. Siredey (Th. de Pomel) (1) lui donne la préférence. Il y trouve l'avantage de dissimuler aux ma-

(1) Pomel. *Traitement de la chorée par l'arsenic*. Thèse Paris, 1879.

lades le nom de la substance employée, évitant ainsi de les effrayer inutilement et de provoquer leur répugnance. Quant au dosage, il est relativement facile : il suffit de prescrire une potion contenant autant de grammes de liqueur qu'on veut prescrire de millig. d'acide arsénieux ; chez un enfant de 8 à 10 ans, on peut commencer d'emblée par 2 à 4 gr. de liqueur de Boudin et progresser en augmentant de 2 gr. par jour. Il faut avoir soin de faire une potion avec au moins 60 gr. de véhicule pour diluer l'acide arsénieux et diminuer d'autant ses qualités irritantes. La potion se prend par cuillerées dans les 24 heures.

Les médecins des enfants, MM. Bouchut, Archambault, Cadet de Gassicourt, Labric, préfèrent l'*arséniate de soude*, beaucoup moins irritant que l'acide arsénieux. Notre maître emploie une *solution arsenicale titrée* ainsi composée :

Arséniate de soude. . . .	0 gr. 05 centig.
Eau	100 gr.

Il débute chez un enfant de 8 à 10 ans par 10 grammes de cette solution et, en augmentant de 10 grammes par jour, il arrive rapidement à 110 et 120 grammes jusqu'à ce qu'il détermine des phénomènes d'intolérance.

Sous l'influence de cette médication on voit un enfant pâle reprendre des couleurs, manger avec plus d'appétit, engraisser rapidement, en même temps que les mouvements choréiques sont considérablement diminués.

En général, 15 à 20 jours de traitement sont suffisants. Si, passé ce temps, le succès n'est pas atteint, on ne doit plus rien attendre de la médication arsenicale.

Il est bon de ne pas suspendre la médication aussitôt que les mouvements ont disparu, mais de continuer encore quelques jours en diminuant graduellement les doses. Après une cessation brusque, on risquerait de voir réapparaître les mouvements.

On remarquera que le fond de la méthode, c'est l'emploi des doses massives. A ceux qui pourraient les redouter, on peut répondre qu'elles sont beaucoup moins dangereuses que de faibles doses longtemps continuées. En effet, en procédant par doses massives, on provoque rapidement des phénomènes d'intolérance qui dénonceront immédiatement une intoxication. Au contraire, par l'emploi de faibles doses longtemps répétées, on arrive facilement à l'accoutumance et plus rien n'annoncera les fâcheux effets qui peuvent résulter de l'accumulation du poison. Si l'enfant accuse une sensation de brûlure au niveau de l'épigastre ; s'il a des nausées, des vomissements, de la diarrhée, il faut aussitôt interrompre le traitement. Il sera bon alors d'avoir recours au régime lacté et de donner un peu de glace ; et tout cessera aussitôt.

Dans le cas où l'arsenic déterminerait du côté des voies digestives des troubles prononcés, on pourra avoir recours aux injections sous-cutanées. Cette méthode, préconisée en 1866 par Radcliff, est très en honneur à l'école de Lyon. Garin recommande les injections hypodermiques de liqueur de Fowler qui ne déterminerait aucune irritation dans le derme. On peut, en allant progressivement, injecter de 1 à 5 gouttes de liqueur de Fowler.

En résumé, l'arsenic est certainement efficace dans bon nombre de cas. De bonnes préparations en rendent faciles le dosage et l'administration. C'est donc un bon médicament.

II

Traitement par le tartre stibié.

Le traitement de la chorée par le tartre stibié à doses massives n'est pas nouveau. La méthode remonte à Rasori, qui l'employait théoriquement.

Aujourd'hui la théorie du stimulus et du contre-stimulus a vécu ; mais les résultats empiriques de la méthode rasorienne n'en subsistent pas moins. La médication stibiée fut adoptée par Laennec et Breschet. Laennec donnait 7 à 8 grains (35 à 40 centigr.) par jour d'une manière continue pendant une semaine et plus, tant que la maladie résistait. Breschet avait une méthode mixte, combinant l'émétique et les drastiques.

Gillette, en 1858, remit la méthode en honneur et en formula les véritables règles qu'on trouve ex-

(1) Gillette, *Communication à la Soc. méd. des hôp.*, 1858.

posées dans la thèse de son interne, Bonfils. Il s'appuyait du reste sur une jolie statistique. Sur 30 cas traités, un seul avait résisté et c'était une chorée ancienne. Bonfils (1), dans sa thèse, avait 10 succès sur 10 cas. Enfin, la même année, M. Roger, essayant cette méthode, obtenait 10 guérisons sur 12 malades traités. Boulay en obtint également de remarquables succès, et Trousseau, dans sa clinique, s'en déclara partisan. Toutefois le professeur G. Sée ne l'approuve nullement. M. Dujardin-Beaumetz en est un adversaire déclaré et la déclare formellement dangereuse. L'emploi du chloral n'a pas peu contribué du reste à diminuer sa vogue. Néanmoins les médecins d'enfants, MM. Bouchut, Cadet de Gassicourt, Labric, gardent le tartre stibié dans leur arsenal thérapeutique et savent en tirer à l'occasion un excellent parti.

La médication stibiée trouve son indication surtout dans l'intensité de la chorée, particulièrement si elle est récente. Dans les cas graves de convulsions violentes, dans ces cas où, suivant l'expression de Bouvier, les malades usent leurs draps et leur peau par leurs mouvements incessants, l'émétique compte de nombreux succès. On n'en peut trouver un meilleur exemple que le cas suivant qui est fort remarquable.

(1) Bonfils. *De l'emploi de l'émétique à haute dose dans une série de chorées graves.* Th. Paris, 1858.

OBSERVATION XXI (1). (Résumée.)

Jeune garçon de 14 ans, adonné à l'onanisme. Pris depuis quinze jours de danse de Saint-Guy.

Convulsions des bras, des jambes, du corps, de la tête et des yeux.

Impossible de garder la station debout ou assise. Était-il assis dans un fauteuil, sa tête était portée avec violence dans toutes les directions et son corps glissait à terre. Sur un tapis, en peu d'instants, de soubresauts en soubresauts, il parcourait toute l'étendue de sa chambre.

Les yeux convulsés ne laissaient voir que du blanc.

Cette agitation l'empêchait de prendre sa nourriture lui-même. Il fallait qu'un domestique lui mît les aliments dans la bouche. Son sommeil durait deux heures au plus.

M. Pidoux, appelé en consultation, conseille l'émétique aux doses suivantes :

1er jour. — 0,20 centigr. dans une potion gommeuse. Diminution sensible des accidents. 2 ou 3 vomissements vers le soir. Pendant la nuit, le malade peut reposer quelques heures.

2e jour. — 0,25 centig.

Vomissements rares et sans fatigue. Agitation moindre, le malade peut s'asseoir.

3e jour. — 0,30 centig.

Le jeune homme peut se tenir assis sur une chaise longue. Le tronc avait repris son immobilité, les yeux leur état naturel. Les bras et les jambes étaient encore agités modérément. Le sommeil se prolonge six ou sept heures.

Dès le cinquième jour, le malade mangeait tout seul. La cure est achevée par la gymnastique et les bains sulfureux. Le 20e jour de traitement, guérison complète.

Trois jours pour améliorer à ce point une chorée aussi grave!

(1) *Gazette médicale*, 1858. *Chorée récente ; amélior. en trois jours par l'emploi de l'émét.*

Ce cas n'est-il pas absolument typique, pour montrer tout l'avantage qu'on peut retirer de la médication stibiée.

L'intensité des accidents ne suffit pas pour autoriser l'emploi du tartre stibié. Il faut encore tenir grand compte de l'état général du sujet et de l'état local du tube digestif. Un mauvais état général, une phlegmasie intestinale préexistante sont deux grandes contre-indications.

Le mode d'administration de l'émétique n'est pas indifférent. Nous avons vu comment M. Labric a traité son malade (Obs. X) en faisant alterner trois jours de médication et trois jours de repos. C'est la méthode qui a été préconisée par Gillette.

On débute par une dose variable, mais toujours élevée dès le début, soit comme chez notre malade, 0,05 centigr. le premier jour ; cette dose est doublée le deuxième jour, ce qui fait 0,10 centigr., et triplée le troisième, 0,15 centigr.

Après trois jours de repos on reprend une série de trois jours de médication en donnant la première dose augmentée de 0,05 centigr., et en suivant la même proportion. Ce qui a fait pour notre cas 0,15, 0,20, 0,30 centigr.

Si c'est nécessaire, après trois jours de repos, on recommence une troisième série en donnant toujours une première dose de 0,05 centigr. plus forte, soit dans le cas présent, 0,20, 0,40 cent.

Un intervalle de trois jours de repos est en général suffisant. Il est de toute évidence, du reste, que la durée du repos peut être modifiée et augmentée suivant l'intensité de l'action du médicament, et les accidents imprévus qui peuvent survenir.

La première dose varie suivant l'âge et la vigueur du malade, l'intensité de la chorée et l'effet produit. Par exemple, sur une série de 10 malades (Th. de Bonfils), dont le plus jeune avait six ans et demi et le plus âgé 14 ans, M. Gillette a débuté par 0,20 cent. dans 6 cas (enfants plus jeunes ou plus délicats), par 0,25 centigr. dans 4 cas (enfants plus âgés ou plus robustes). Il est vrai qu'en donnant 0,25 centigr. dès le premier jour, il n'a pas eu à donner de troisième série et n'a pas, par conséquent, dépassé la dose de 0,90 centigr., ce qui est déjà un joli chiffre.

Les adversaires de la méthode n'ont pas manqué de signaler, en les grossissant, les accidents graves qui pourraient résulter de l'emploi prolongé de l'émétique et de l'accumulation des doses. C'est précisément pour parer à ce danger que nous ne le donnons jamais plus de trois jours de suite. Par ce procédé, on arrive à donner des doses considérables et à obtenir une tolérance remarquable. Ainsi, M. H. Roger (1) a pu donner à un enfant de 11 ans, fort et robuste, quatre séries ainsi graduées :

1° 0,25, 0,50, 0,75 centigr ; 3 jours de repos. —

(1) Roger. *De l'empl. du tar. stib. dans la chorée. Gaz. Méd.* 1858.

2° 0,30, 0,60, 0,90 centigr.; 3 jours de repos. — 3° 0,35, 0,70, 0,95 centigr.; 4 jours de repos. — 4° 0,35, 0,70, 0,95 centigr.; 4 jours de repos. — 5° 0,35, 0,70, 0,95 centigr.

Ce qui faisait un total de 9 gr. 30 de médicament absorbé en un mois. Eh bien! malgré cette quantité considérable, on n'avait eu qu'une légère intolérance de la part de l'estomac et une tolérance complète du côté de l'intestin.

On a remarqué depuis longtemps que l'opium augmente la tolérance de l'estomac pour l'émétique; aussi notre maître, M. Labric, a-t-il l'habitude de l'incorporer à sa potion stibiée qu'il formule ainsi :

Eau.	60
Sirop diacode. . . .	15
Tartre stibié	0, . .

A prendre par cuillerées à café d'heure en heure dans les vingt-quatre heures. L'administration doit en être surveillée, du reste, avec soin, pour éviter tout accident. M. Roger cite une petite fille de 11 ans qui avala d'un trait sa potion contenant 0,40 centigrammes d'émétique. Elle fut prise aussitôt de vomissements répétés. Puis survinrent des selles abondantes, une décomposition rapide de la face, l'excavation des yeux, l'extinction de la voix, une prostration extrême, des sueurs profuses et un refroidissement considérable. Ces phénomènes d'intoxication durèrent quatorze heures, puis la malade s'endormit et tout disparut. Avec les doses fractionnées prises à intervalles réguliers, rien de semblable n'est à craindre. L'alimentation du malade, assez légère, du reste, et consistant en bouillons et potages, n'en est pas même troublée. Il ne mange qu'une heure ou deux après une prise d'émétique et on ne revient à la potion qu'une heure après l'ingestion du potage.

III

Traitement par le chloral.

Le chloral est un médicament moderne. M. Bouchut fut le premier à le préconiser en France, en 1869, dans un mémoire présenté à l'Académie des sciences, et à l'appliquer au traitement de la chorée. Dès 1870, l'usage du chloral était entré dans la pratique des médecins anglais et allemands. Chez nous, ce n'est guère qu'en 1873 qu'on commence à l'employer couramment, encouragé par les beaux résultats qu'en obtenait M. Bouchut.

Aujourd'hui il est adopté généralement. Charcot, Jaccoud, Cadet de Gassicourt, West, Dujardin-Beaumetz, le recommandent dans leurs ouvrages. Les médecins de l'hôpital des Enfants-Malades y ont volontiers recours.

Et le fait est que c'est une médication séduisante. Voilà un enfant en proie à une agitation continuelle; les membres sont secoués par des mouvements incoordonnés ; il ne peut ni marcher ni rester debout, ni s'asseoir quelquefois ; même au lit souvent les secousses continuent ; la parole est difficile, le visage est grimaçant. A peine si cette *folie musculaire* lui permet un sommeil rare et peu réparateur : supplice pour le petit malade, spectacle navrant pour les parents. Donnez-lui du chloral, et à cette agitation va succéder un sommeil bienfaisant. On peut ainsi assurer le repos de la nuit ; et encore dans la journée procurer des périodes de calme et de sommeil. On supprime à volonté l'agitation et l'on ménage les forces du petit malade. C'est encore le meilleur moyen qu'on ait dans les chorées intenses, à mouvements violents, pour prévenir les accidents mécaniques, contusions, excoriations, véritable usure de portions étendues des téguments.

C'est même à ce seul titre que certains auteurs admettent le chloral. Tel M. Dujardin-Beaumetz (1). « Le chloral, dit-il, n'est pas un médicament curateur de la chorée ; cependant il rend de grands services lorsque la maladie acquiert une grande intensité. » Pour nous, nous croyons qu'on en peut obtenir plus qu'une atténuation des symptômes, et que c'est un médicament vraiment curatif, quand on sait l'employer avec méthode.

Mais, d'abord, il faut l'employer à propos. Il serait tout à fait déplacé dans un cas de *chorée molle*. Là où il est tout indiqué, c'est dans les chorées à

(1) Dujardin-Beaumetz. *Leçons de clinique thérapeutique*, t. III, 1885.

grands mouvements, avec des troubles nerveux exagérés. A ce point de vue, le cas suivant que nous empruntons à la *Gazette hebdomadaire* (1875), nous paraît probant entre tous.

Observation XXII (1) (Résumée).

Jeune fille de 22 ans, d'apparence vigoureuse. Bien réglée depuis l'âge de quinze ans. Père et mère bien portants. 2 frères, 2 sœurs, dont l'une a été prise à l'âge de dix-huit ans de mouvements nerveux.

1er novembre 1874. Prise tout à coup et sans cause appréciable, d'un tremblement général prédominant à gauche.

Mouvements des bras et mouvements des jambes. De temps à autre les muscles de la face, à gauche, sont le siège de contractions spasmodiques. Parole facile. Intelligence conservée. Sensibilité normale. Rien au cœur. Fonctions digestives régulières.

La malade est soumise successivement aux *treize* traitements suivants :

1° Pendant quinze jours, 3 grammes de bromure de potassium. Aucune amélioration.

(16 novembre. — Hôpital Baujon, service de M. d'Heilly).

2° Tartre stibié : 20, 40, 60 centigrammes pendant trois jours, puis trois jours de repos, après lesquels on recommence. La malade en est très fatiguée. Aucun amendement.

3° Bains sulfureux. Pilules Vallet. Vin de quinquina (8 jours).

4° (Vers le milieu de décembre 1874). Bromure de camphre, 5 capsules de 5 centigrammes le premier jour, le deuxième, 10 pendant cinq à six jours, puis 15 pendant trois semaines.

(1) *Observation de chorée guérie par les lavements de chloral*, à Lariboisière, dans le service de M. Guyot. *In Gaz. hebd.*, 1875.

5° Opium (janvier 1875) pendant deux jours, 10 centigrammes sans résultat.

6° Chloral, 2 pilules par jour.

7° Arséniate de soude (eau 400, arsén. 10 cent.). On commence par 1/2 cuillerée, on va jusqu'à 3.

8° Sirop de strychnine, jusqu'à 4 cuillerées à café par jour. — Trismus. Nystagmus. Contracture des muscles de la face. Les mouvements augmentent.

9° Pulvérisations d'éther le long de la colonne vertébrale.

10° (février 1875). Injection d'ésérine, 1/2 milligramme pour commencer, puis 1 milligramme ; à plusieurs jours d'intervalle, on en fait onze.

Amélioration, mais gastralgie, troubles de la vue.

11° (19 mars. — Hôpital Lariboisière, service de M. Guyot). Douches froides. 10 ventouses scarifiées sur la nuque.

Le 23. Valérianate d'atropine : pilules de 1 milligramme, de 1 jusqu'à 4 en même temps. Douches froides.

3 avril. Les règles apparaissent tout à coup dans l'après-midi.

Les mouvements du bras et de la jambe cessent complètement. La malade peut marcher. Le lendemain, la malade retombe dans le même état. On reprend le valérianate d'atropine, à 3 milligr. par jour pendant trois semaines.

12° (mai 75). Suppression du valérianate. — Tartrate ferrico-potassique. Bains prolongés de 2 heures. 1 tous les jours pendant douze jours. Pas d'amélioration.

Vers la fin du mois on y ajoute deux cuillerées à bouche d'arséniate de soude (0,10/400) ; plus 4 bains d'arséniate (5 gr. pour 500 gr. d'eau), un tous les deux jours. Traitement continué pendant quinze jours.

1er juin. On cesse tout traitement.

Le 4. La malade part pour le Vésinet. Secousses violentes à gauche seulement.

Le 18. Elle rentre au service. Nouveau traitement.

13° Injection hypodermique de morphine, 1 centigr. matin et soir; chloral 4 gr. en deux fois.

Au bout de quinze jours, 8 centigr. par jour de morphine. Les mouvements diminuent. — Il survient un *hoquet aboyant.*

10 centigr. de morphine. Chloral, 2 gr. seulement.

9 juillet. Le hoquet et les secousses disparaissent tout d'un coup et en même temps.

Les 10, 11, 12. Mêmes doses de morphine. La malade, calme, peut marcher, écrire.

Le 22. Les mouvements choréiqnes reparaissent à la suite d'une vive émotion causée par la mort d'un parent.

13 centigr. de morphine dans la journée. Pas de chloral.

Le 27. La chorée augmente. — Sirop de chloral (60 gr. en deux doses), 3 injections de morphine (16 centigr.)

Le 28. La malade dort continuellement. Pendant le sommeil l'agitation cesse; mais elle n'a plus d'appétit. On supprime le chloral en continuant la morphine.

Le 29. 20 centigr. de morphine.

Le 30. Devant le peu d'effet de la morphine, on supprime tout traitement.

Le 31. La malade est de plus en plus agitée. Le soir, lavement avec 3 gr. de chloral.

1er août. 2 lavements de 3 gr. de chloral. Légère sensation de brûlure au rectum. Sommeil prolongé. Appétit et digestion parfaits.

Le 3. Mouvements diminués. Chloral en lavement : 8 gr. en deux fois jusqu'au 15 août.

Le 15. Réveillée brusquement, la malade n'a aucun mouvement. Elle peut coudre, écrire, toutes les fonctions sont normales.

Le 28. Bains sulfureux. Devant l'innocuité de ce traitement excitant, on ordonne des douches contre l'anémie. La guérison paraît complète.

1er décembre 1875. La guérison persiste.

A la vérité, ce fait nous paraît appartenir à la chorée hystérique plutôt qu'à la chorée de Sydenham proprement dite ou danse de Saint-Guy. Mais il n'en démontre pas moins l'efficacité du chloral et d'une façon péremptoire. Car enfin, voilà une chorée contre laquelle des médecins éminents ont épuisé toutes les ressources de la thérapeutique pendant neuf mois (novembre 1874 — août 1875) et qui n'a cédé qu'au chloral administré à haute dose pendant quinze jours.

M. Joffroy (1) en fait le fonds du traitement de la chorée en l'associant quelquefois au *drap mouillé*. La méthode, certainement favorable aux cas d'ordre purement nerveux de M. Joffroy, n'est d'ailleurs pas exclusive à ceux-là seulement. Dans bon nombre de cas dont l'origine rhumatismale est indubitable, le chloral a fait merveille. Tel, par exemple, le cas relaté dans notre observation V.

L'efficacité du chloral étant admise, à quelle dose et comment doit-on l'administrer?

Le chloral n'est pas un médicament dangereux. Il est bon cependant de tâter la susceptibilité du malade en commençant par de faibles doses qu'on augmentera progressivement. C'est la méthode de M. Labric qui débute, en général, par 1 gr. et monte rapidement à 4 et 5 gr. par jour, suivant l'âge du malade. Et la quantité prescrite pour la journée, il la donne souvent à dose massive, en deux fois. Il

(1) In th. de Saric, 1885. *Nature et trait. de la chorée.*

donnera, par exemple, 2 à 3 grammes en une seule fois le matin. L'enfant dort jusqu'à midi et se réveille pour manger. Après son repas, on lui donne la seconde moitié de sa potion ; il se réveille vers 5 ou 6 heures, mange de nouveau et le plus souvent se rendort immédiatement.

On peut encore donner le chloral à doses fractionnées, suivant la méthode préconisée par M. Cadet de Gassicourt. Il administre toutes les heures une cuillerée à bouche d'une potion contenant 4 gr. de chloral et continue jusqu'à ce que le sommeil se soit produit. De cette façon, on peut s'arrêter quand l'effet produit est suffisant. Quand la chorée est peu intense, cette méthode nous paraît excellente, car il n'est pas rare qu'au bout de la première ou deuxième cuillerée, on obtienne une somnolence suffisante. Mais pour peu que l'agitation soit exagérée, les doses massives nous paraissent préférables.

M. Dujardin-Beaumetz recommande de toujours administrer le chloral dans une grande quantité de véhicule pour diminuer d'autant sa propriété irritante. Pour lui, la meilleure préparation est celle qui consiste à mettre le sirop de chloral dans du lait additionné d'un jaune d'œuf.

Signalons aussi le procédé très ingénieux de C. Joffroy pour dissimuler la saveur acre du chloral, si désagréable aux enfants. Il mélange une solution concentrée d'hydrate de chloral pur à de la gelée de groseille épaisse, de manière à obtenir une *confiture au chloral* qui renferme 1 gr. de médicament actif par cuillerée à bouche (soit environ 1 gr. de chloral pour 20 gr. de gelée).

Si l'administration par la bouche était impossible, soit par suite d'intolérance gastrique, soit par suite d'une répugnance invincible de l'enfant, rien n'empêcherait d'administrer le chloral en lavements. C'est un excellent moyen pour le faire absorber.

Le chloral peut-il être contre-indiqué?

A dose élevée c'est un poison du cœur. Aussi M. Bouchut le proscrit d'une façon absolue dans toute affection cardiaque, surtout chez les enfants. Certains médecins cependant n'ont pas craint de l'employer, et non sans succès, dans les maladies du cœur. Le plus sage est d'être au moins très-prudent, sinon timide, dans ces cas-là, comme le recommande Guber. C'est alors qu'il ne faudra donner le médicament qu'à doses fractionnées. En effet, les doses massives peuvent produire une violente excitation du cœur ou l'arrêter brusquement. A dose faible, l'action est peu sensible et se borne à un ralentissement du pouls. Comme le chloral ne s'accumule pas, on peut, par doses fractionnées, arriver à en donner des doses considérables sans accident. Dans le traitement du tétanos, par exemple, M. Verneuil en fait absorber près de 20 gr. par jour à un adulte, par doses fractionnés d'heure en heure. Il faut du reste une forte dose pour produire des phénomènes d'intoxication, et les empoisonnements suivis de mort sont rares.

Mais dans le traitement par le chloral il se produit

fréquemment un accident propre à effrayer les parents de l'enfant. Ce sont les éruptions chloraliques. Nous avons eu l'occasion de le signaler dans les observations V et XIV.

Les auteurs ont signalé divers exanthèmes. Nou, n'avons observé qu'un rash scarlatiniforme. La face est en général très rouge, couleur lie de vin. Le menton n'est pas atteint et c'est toujours sur ses côtéss que se terminent les plaques par un bord sinueux. L'aspect n'est pas toujours le même. Ce sont souvent des plaques rouges, framboisées à bords sinueux ou réguliers; quelquefois des traînées plus ou moins longues; d'autres fois on n'a qu'une teinte rosée ou un simple piqueté d'un rouge peu foncé.

Ces plaques ont un siège de prédilection à la face, au cou, à la région sternale. Au niveau des articulations c'est particulièrement du côté de l'extension qu'on les trouve, par exemple au devant de la rotule, sur la face dorsale des mains; l'éruption peut aussi apparaître sur les muqueuses, et l'on a cité quelques cas où les muqueuses conjonctivale et pharyngée étaient injectées.

Cette éruption se produit sans la moindre fièvre. L'enfant n'accuse qu'une sensation de chaleur à la tête. Quelquefois il y aurait de la dyspnée et des palpitations, phénomènes liés à la paralysie vasomotrice qui, d'après M. Vulpian est l'origine de ces accidents (1).

Le rash chloralique n'offre pas de gravité. Il est

(1) Martinet. *Les éruptions chloraliques*. Th. Paris, 1879.

de très courte durée. On voit rapidement l'éruption pâlir, les plaques passer du rouge vif au rouge pâle, puis s'éteindre peu à peu. Au bout de deux ou trois heures, tout a disparu.

La prophylaxie de ces éruptions nous semble assez facile. On a remarqué qu'elles se produisent généralement après le repas, quand le malade a ingéré des boissons alcooliques. Dans nos observations, l'influence de l'alcool est manifeste et constante. Chaque fois que le malade présente un rash chloralique, il a pris son vin de quinquina en même temps que le chloral. M. Labric nous a fait constater maintes fois cette influence par cette expérience qui n'est pas signalée dans nos observations, mais que nous avons bien présente à la mémoire. Le matin à la visite nous trouvions un malade dans la somnolence chloralique sans la moindre éruption. On lui faisait absorber du vin de quinquina. A la fin de la visite il commençait à rougir. Si donc ces troubles vasomoteurs, innocents en eux-mêmes, paraissent inquiétants en raison de leur fréquence, on n'a qu'à espacer suffisamment l'absorption du médicament, et l'absorption des boissons alcooliques, et même, s'il le faut, supprimer tout alcool.

En résumé nous avons pour traiter la danse de Saint-Guy trois excellents médicaments, l'arsenic, le tartre stibié, le chloral. Chacun d'eux a son indication particulière. Mais, comme il arrive souvent, quand l'indication n'est pas absolue, surtout si l'exécution du traitement est confiée à des personnes étrangères à la médecine, nous choisissons le chloral. Avec l'arsenic, le tartre stibié, on peut toujours craindre une erreur de dosage ou d'administration. Avec le chloral le danger est infiniment moindre. Nous avons entendu dire au professeur Verneuil, quand nous avions l'honneur d'être son élève : « Quand il s'agit de méthodes également recommandables, je fais la sélection entre les médications rivales, au triple point de vue de l'*efficacité*, de la *bénignité*, de la *commodité*. » Or, le chloral nous paraît être le plus bénin et le plus commode, quand l'enfant doit être traité chez ses parents.

IV

Mais, quel que soit le traitement employé, n'oublions pas qu'il doit avoir un précieux auxiliaire et un complément indispensable : une hygiène bien entendue. Chaque fois qu'on le pourra, il faudra envoyer l'enfant à la campagne, donner une alimentation variée et fortifiante. Les refroidissements devront être évités avec le plus grand soin. Le médecin devra veiller sur la digestion, assurer le sommeil, maintenir les grandes fonctions dans leur intégrité. L'état mental ne mérite pas moins d'attention que l'hygiène corporelle. Il sera bon de suspendre les études de l'enfant, ou au moins de le soustraire à une application trop prolongée. C'est aux parents de l'entourer de soins affectueux, de distractions, de lui assurer en un mot un calme parfait. Sturges (1) attribue une part considérable, principale, au surmenage intellectuel, dans la production de la chorée des enfants. Il prétend même que l'hygiène intellectuelle et morale bien entendue, serait suffisante à guérir la plupart des danses de Saint-Guy. Sans doute, c'est aller trop loin; mais reconnaissons que c'est au moins une condition adjuvante de premier ordre.

(1) Sturges. *On overwork at school, etc. Laneet*, 1885, 1.

CONCLUSIONS

1° La danse de Saint-Guy est une névrose commune dans l'enfance, caractérisée surtout par le désordre musculaire, quelquefois par des troubles de la sensibilité et de l'intelligence.

2° Elle peut être primitive (névrose essentielle).

3° Elle peut être secondaire et le plus souvent liée au rhumatisme (chorée rhumatismale), dans ce cas fréquemment compliquée d'endo-péricardite.

4° La danse de Saint-Guy peut être traitée efficacement par l'arsenic, le tartre stibié et le chloral.

5° L'arsenic est surtout indiqué chez les sujets débilités et dans les cas de chorée molle.

6° Le tartre stibié doit être réservé aux chorées intenses et aux tempéraments sanguins et vigoureux.

7° Le chloral est indiqué chaque fois que l'agitation est un peu exagérée, et chez les sujets nerveux.

8° Toute médication doit trouver son complément dans une excellente hygiène physique et intellectuelle.

Paris. — Typ. A. PARENT, A. DAVY, succ., imp. de la Faculté de médecine,
52, rue Madame et rue Corneille, 3

www.ingramcontent.com/pod-product-compliance
Ingram Content Group UK Ltd.
Pitfield, Milton Keynes, MK11 3LW, UK
UKHW020410230726
13925UKWH00003B/1338

9 782014 066258